耳鳴りの9割は治る

脳の興奮をおさえれば音はやむ

済生会宇都宮病院耳鼻咽喉科 診療科長
新田清一［著］

慶應義塾大学医学部耳鼻咽喉科学教室 教授
小川 郁［監修］

ビタミン文庫
マキノ出版

はじめに

耳鳴りは、「治らない病気」の代表のように長らくいわれてきました。

病院に行っても、そもそも医師が治ると思っていないため、患者さんに不用意な言葉をかけることもあったようです。

「耳鳴りは、なるべく気にしないようにしてください」

「年のせいだから、あきらめなさい」

「治りません。一生つき合っていくしかないですね」

このような言葉が、その代表例ではないでしょうか。医師からこんなことをいわれたら、耳鳴りに悩む患者さんはたまりません。

耳鳴りに悩む人は年々増加しています。先進諸国のさまざまな研究や文献を調べると、耳鳴りを感じている人の割合は全人口のおよそ10～15％。日本全国で、１２００万人以上の人が耳鳴りに悩んでいるということになります。

そして、耳鳴りと密接な関連があると考えられているのが、難聴です。年を取ると、だれしも次第に耳が遠くなります。加齢によって難聴が進むにしたがって、耳鳴りも起こりやすくなるのです。

日本は現在、超高齢化社会を迎えつつあります。そのため、耳鳴りの患者さんが加速度的に増えているのが現状です。

近年、耳鳴りに関する研究は進み、状況が大きく変わってきました。適切な治療を受ければ、耳鳴りは治る病気になったのです。

そのきっかけは、以下の2つです。

①耳鳴りが発生するメカニズムが解明されつつある
②耳鳴りのメカニズムに応じた新しい治療法が生まれている

つまり、耳鳴りがなぜ起こるのかがようやくわかってきたのです。そして、新しい治療法が研究され、実際に治療に使われ始めています。

私たちのグループがこの新しい治療法について取ったデータでは、耳鳴りの音の大きさが、「ほぼ消失」が30％、「著明に改善」が37％、「やや改善」が25％で、合計92％の人がよくなったと答えています。

耳鳴りによる苦痛も、「ほぼ消失」が37%、「著明に改善」が33%、「やや改善」が25%で、なんと95%の人がよくなったといっています。

また、耳鳴りの発生するメカニズムが解明されてきたことにより、私の勤務する病院に来院される耳鳴り患者さんの半数以上が、耳の検査と耳鳴りのメカニズムと対処法を説明するだけで、治療をしなくても納得して帰っていきます。つまり、耳鳴りの患者さんの半数は、薬はもちろん、特別な治療もいらないのです。

ということは、読者のみなさんも、約半数は本書を最後まで読むだけで、ご自身の耳鳴りが解決する可能性があります。

このようにお話ししても、耳鳴りに長年苦しんできた患者さんほど、「耳鳴りがよくなる」ことをなかなか信じてもらえません。

長年苦しんできた患者さんは、既に多くの病院を巡り、散々な目に遭ってきたからです。いろいろやってみたが、結局ダメだったという数多くの挫折《ざせつ》の体験があるため、私の言葉を信じられないのも仕方ないのかもしれません。

先日、外来に見えた60代女性のSさんも、そんな耳鳴りの患者さんの一人でした。

「大丈夫。耳鳴りはよくなりますよ」と、私が説明しても、懐疑的な表情を浮かべたままです。まるで、「もう、だまされない」と顔に書いてあるようでした。

彼女の話を聞くと、これまでに国立病院や専門病院で耳鳴りのさまざまな治療を受けてきました。しかし、いずれの治療でも耳鳴りの症状は改善しません。Sさんの耳には、起きている間は耳鳴りがずっと響いていました。

しかも、Sさんは耳鳴りだけではなく、それから生じる体の不調にも悩んでいました。「脳の痛み」と「胸の苦しさ」を訴えていましたが、これらの症状は明らかに耳鳴りの影響です。

Sさんには、私たちが実践している耳鳴りの治療をすぐに受けていただきました。すると、その場で耳鳴りがきれいに消えたのです。それどころか、「脳の痛み」と「胸の苦しさ」も瞬時に消え去りました。


ここまで読み、もしかしたらあなたは今、Sさんが最初に見せたのと同様、懐疑的な表情を浮かべているのではないでしょうか。

Sさんの例は、何百人に一人いるかどうかの特殊なものだろうと考える人もいるでしょう。また、この治療法は法外なお金のかかるものだろうと予想している人もいるかもしれません。

しかし、本書を最後まで読んでいただけたら、そうした疑いはすべて消えているはずです。私たちの治療法は、非科学的なあやしいものではなく、脳の最新研究がもたらした医学的根拠を持つ治療法であり、高額な治療費もかかりません。

大丈夫。あなたの耳鳴りは必ずよくなります。

私の言葉を信じて、さあ、ページをめくっていきましょう。

済生会宇都宮病院耳鼻咽喉科　診療科長　新田清一《しんでんせいいち》

耳鳴りの9割は治る　もくじ

耳鳴りの９割は治る

構成――五十畑茂
図版――田栗克己
イラスト―勝山英幸
装幀――渡辺弘之

第1章

耳鳴りの原因がわかった

耳鳴りはもう原因不明ではない

なぜ耳鳴りが起こるのか、その原因はわからない。——今でも、多くの人がそう思い込んでいます。

耳鳴りに悩む患者さんはもちろん、治療に当たる耳鼻咽喉科《じびいんこうか》の医師ですら、原因不明と考えている人は未だに多くいます。その結果が、

「耳鳴りは年のせいだから治りません。あきらめて、なんとかつき合っていくことです」

という言葉となる訳です。

しかし、最新の研究で、耳鳴りの発生するメカニズムが解明されつつあります。

これまで、耳鳴りの原因が特定されるものは、滲出性中耳炎《しんしゅつせいちゅうじえん》（鼓膜《こまく》より奥にある中耳腔《ちゅうじくう》という空間に液体が溜《た》まる中耳炎）などのようなごく一部の病気でした。大多数の耳鳴りは、長らく原因不明とされてきました。

この原因不明の耳鳴りについて、解明が進んできたのです。

本章では、原因不明であった耳鳴りが発生するメカニズムについてまずお話ししま

しょう。

耳鳴りのメカニズムがわかってきたことで、それに基づく新しい治療法のアプローチが生まれたのです。

耳ではなく、脳で音を聞いている

最初に、私たちが音を聞くしくみについて確認しましょう。

耳は、「外耳《がいじ》」「中耳《ちゅうじ》」「内耳《ないじ》」の3つの部分に分けられます。

外耳は、耳介《じかい》と外耳道からなります。私たちが普通、耳と呼んでいる、外から見える部分が、正式には耳介、いわゆる耳の穴が外耳道と呼ばれています。

耳介は、カップ形で頭部から左右に突き出した形になっており、効率的に音を集めることができます。

耳介で集められた音は、外耳道を進みます。外耳道の長さは、およそ3㎝。音は、ラッパの管のような外耳道を通る間に増幅されて、外耳道の突き当たりにある鼓膜を振動させます。

中耳は、鼓膜の奥にある空間です。ここには、アブミ、キヌタ、ツチという3つの骨（耳小骨《じしょうこつ》と呼ばれています）があり、鼓膜と内耳とを繋《つな》いでいます。鼓膜が音によって振動させられると、鼓膜につながった耳小骨が、梃子《てこ》の原理で音をさらに増幅させ、それを内耳に伝えます。

内耳は、聞こえに関係する蝸牛《かぎゅう》と、平衡《へいこう》感覚を司る前庭《ぜんてい》・三半規管《さんはんきかん》からなります。蝸牛は、その名の通り、カタツムリのような形をした器官です。この中には、リンパ液が満たされており、中耳の耳小骨から伝ってきた音の振動は、蝸牛のリンパ液に伝わります。

蝸牛には、先端に毛を持つ細胞（有毛細胞《ゆうもうさいぼう》）があります。音の振動でリンパ液が揺れると、この有毛細胞がいっしょに揺すられます。有毛細胞が揺れることで、それが電気信号に変換されます。

この電気信号が、聴神経《ちょうしんけい》という神経回路を通って、脳へと伝えられます。電気信号が脳に伝わって、初めて音として認識されることになるのです。つまり人間は、耳ではなく、脳で音を聞いているということになります。耳はあくまでも脳に音を伝えているだけなのです。

音を聞くしくみを、耳の各部の機能と合わせてまとめておきましょう。

聞こえのしくみ

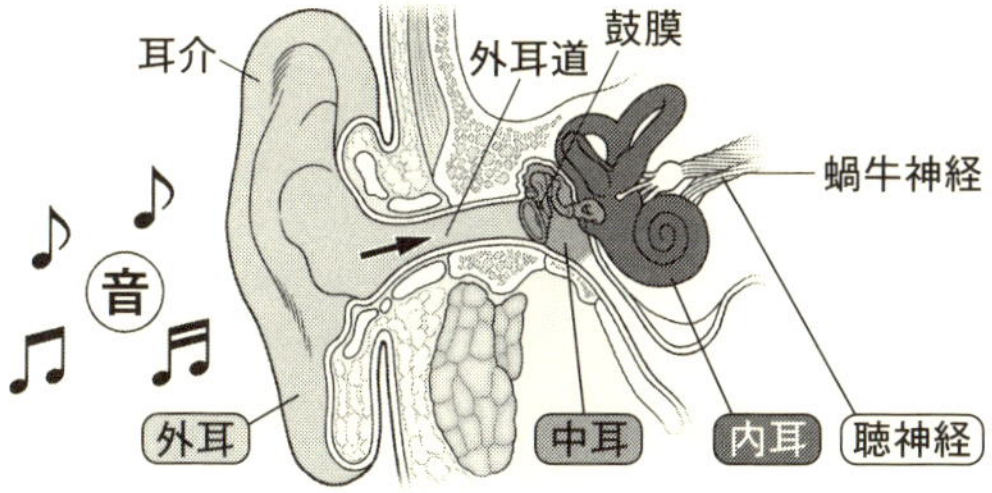

耳介によって集められた音は、外耳道を通って鼓膜を振動させる。

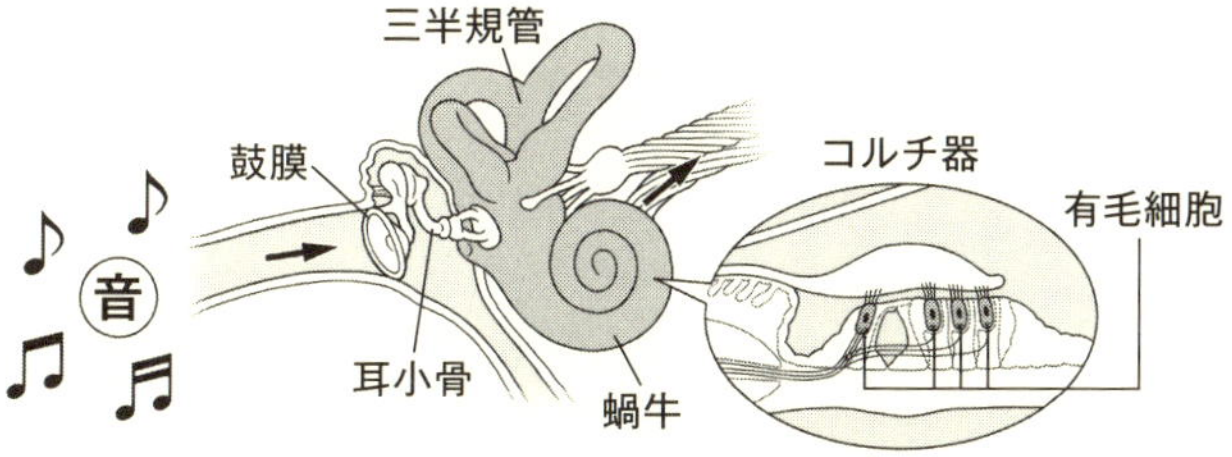

鼓膜の振動は耳小骨によって増幅され、内耳の蝸牛に伝わる。空気の振動である音は、蝸牛で電気信号に変換される。

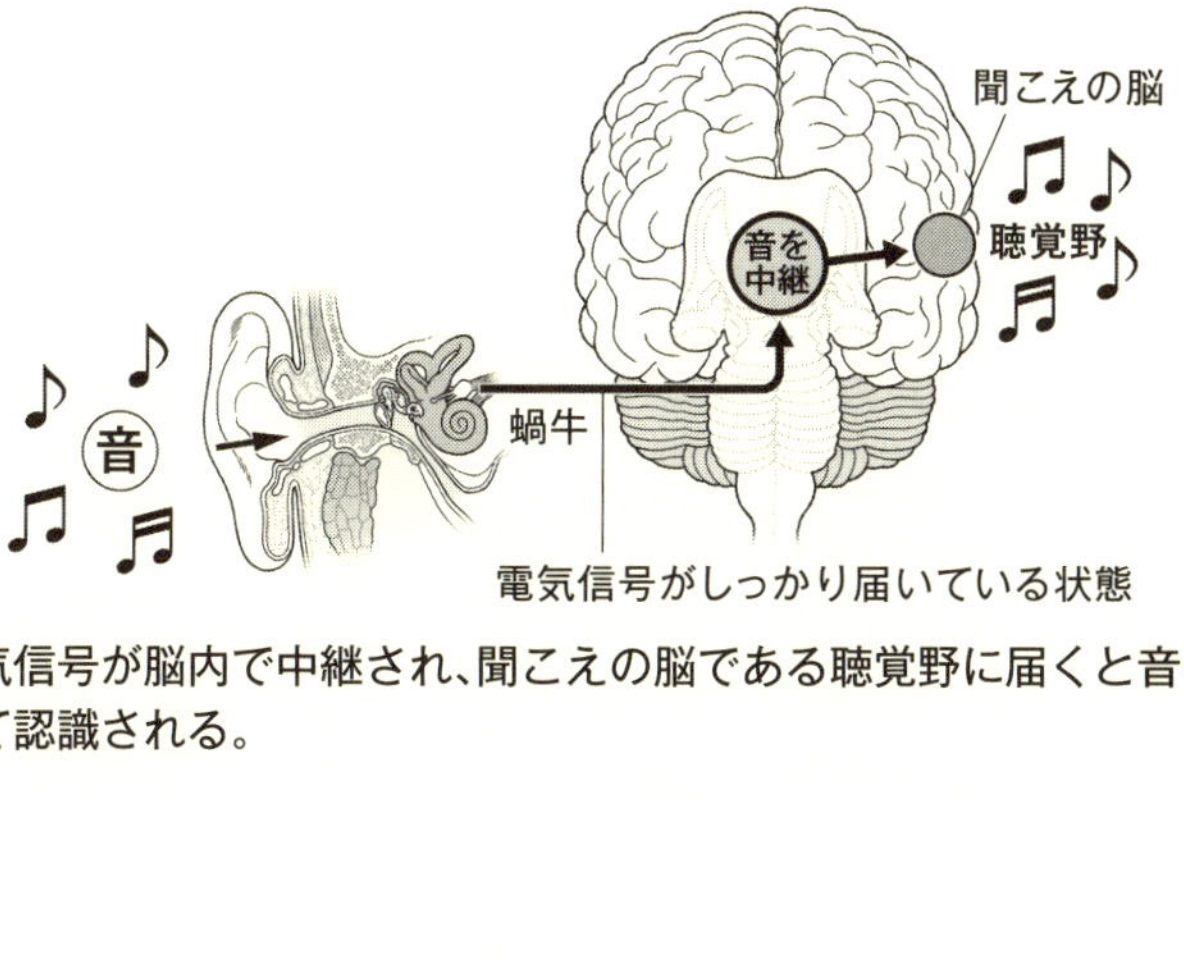

電気信号が脳内で中継され、聞こえの脳である聴覚野に届くと音として認識される。

音を聞くしくみ

外耳　音を集め、中耳に伝える
中耳　音を増幅し、振動に変換し、内耳に伝える
内耳　音の振動を電気信号に変換し、脳へ伝える
脳　電気信号を受けて、音として認識する

耳鳴りの9割に難聴がある

外耳から中耳、内耳を経て脳へ至る、音を聞く一連の経路を、聴覚路《ちょうかくろ》といいます。この聴覚路のどこに問題が生じても、耳鳴りが起こる可能性があります。

ここで、注目しておきたいのが、耳鳴りと難聴の関係です。

耳鳴りで悩む人のうち、９割以上に難聴があるとされています。耳鳴りと難聴の間には、非常に密接な関係があるのです。

難聴とは、簡単にいえば、人の話し声や物音が聞こえにくくなった状態です。

難聴が起こる原因はたくさんありますが、大きく分けると以下の２つになります。

①伝音難聴《でんおんなんちょう》　音の振動を伝える外耳・中耳に障害があって起こる
②感音難聴《かんおんなんちょう》　音を感じる内耳や聴神経、脳の異常などによって起こる

①の伝音難聴は、わかりやすくいえば、音がうまく伝わらないために起こる難聴です。音の振動を伝える経路のどこかに障害が生じて起こります。

たとえば、外耳道に耳垢《みみあか》が溜まりすぎると、それによって音の伝わり方が悪くなり、難聴が生じます。このとき、溜まった耳垢によって、ガサガサといった耳鳴りが生じることがあります。また、中耳炎などでも、聞こえが悪くなると共に、耳鳴りが生じることがあります。

こうした伝音難聴において生じる耳鳴りは、その原因を突き止め、適切な治療（耳垢を除去する、中耳炎を治療するなど）をすれば、聞こえがよくなり、耳鳴りも解消します。

つまり、伝音難聴によって起こる耳鳴りは、どれも原因の明らかな耳鳴りということができます。

一方、②の感音難聴は、音をうまく感じられないために起こる難聴です。音を感じる内耳の蝸牛や聴神経などに問題が生じ、聞こえが悪くなるのです。内耳などに問題があって聞こえが悪くなると、多くの場合、耳鳴りも併せて生じます。

この感音難聴によって生じる耳鳴りが、これまで原因不明とされてきた耳鳴りに該当します。

そこで、代表的な感音難聴の1つである、老人性（加齢性）難聴を例として話を進めましょう。

老人性難聴は、加齢によって多くの人に起こる疾患です。その老人性難聴を例に取って、耳鳴りが生じるメカニズムを説明します。

20代後半からだれしも難聴が始まる

老人性難聴は、その名の通り、年を取るにつれて起こる難聴です。

これは、音を電気信号に変換している蝸牛の、加齢による変化が原因で起こります。

蝸牛の有毛細胞は、生まれたときから徐々に減少し始めます。有毛細胞は再生しない細胞ですから、年を経るにつれて、その数は少なくなります。また、蝸牛の神経や血管でも、加齢による変化が起こります。

このような蝸牛のさまざまな老化現象により、音が次第に聞こえにくくなっていきます。

老人性難聴は、一般的には50代から始まるといわれています。しかし、個人差が大きく、40代から始まる人もいます。遺伝的な要素や生活環境などによって、老人性難聴が始まる年齢は大きく違ってくるのです。

たとえば、工事現場やライブハウスなど、騒がしい環境で長年働いていると、大きな音の影響を受けて有毛細胞の損傷が進行しやすいものです。そうした現場で働いていた人は、50代よりも早い年代から難聴が起こることが多いようです。

ただし、難聴の自覚はなくても、音が聞こえにくくなるという現象は、実はもっと早くから始まっています。

音の高さ・低さは、周波数（1秒間の振動数）の高低で決まり、単位はHz（ヘルツ）です。周波数が低ければ低音、高ければ高音です。

私たちは、20〜2万Hzまでの音域を聞くことができるといわれています。音を聞き取るピークに達する小中学生は、2万Hzまで高音を聞き取ることができます。しかし、それ以降は、高音域からだんだんと聞こえなくなります。

これは、蝸牛の構造から生じる現象です。

蝸牛の中で、高音部の有毛細胞は、音の振動が起こす波に、常に揺すられています。このため消耗しやすいのです。

高音で聞こえない音の例として、「モスキート音」という高音がしばしば取り上げられます。

モスキート音とは、1万6000Hzの高音域の音です。蚊の羽音に似た音のため、そのように呼ばれます。個人差はありますが、モスキート音は、20代後半を過ぎると聞こえなくなるといわれています。

近年、コンビニエンスストアの周囲や公園などで、モスキート音を流すという試みが行われています。

モスキート音が聞こえるのは、若者だけです。しかも、モスキート音は、聞こえるとかなり不快に感じられる音ですから、公園やコンビニの周囲に、夜間、長時間にわたってたむろする若者たちを狙い打ちで追い払うことができるのです。30代以降になると、モスキート音はほとんど聞こえませんから、30代以降の層に不快感を与えることはありません。

それでは、年を取るにつれて高音域の音が聞こえにくくなると、脳ではどんなことが起こるのでしょうか。

脳の過度な興奮が耳鳴りの原因

加齢によって、高音域の有毛細胞が損傷すると、中耳から伝わってきた音のうち、高音域の音の振動を電気信号へ変換しにくくなります。このため、中音域や低音域の音は従来通り電気信号に変換されて脳に送られますが、高音域の音の信号は、脳にあまり送られなくなります。

このとき問題になるのは、私たちの脳が非常に優れた機能を持っているということです。

脳は、高音域の電気信号がじゅうぶんに送られてこないのを感知すると、その音域をよりよく聞こうと働きます。

つまり、高音域の電気信号が弱くなっている分を補おうとして、脳の活性が高まり、その音域の電気信号をより強くしようと働くのです。いわば、脳が過度に興奮した状態になる訳です。

こうして高音域の信号が増幅され、強調されるようになった結果、聞こえてくるのが耳鳴りです。不足している音域を補うために、脳が過度に興奮してがんばった結果、耳鳴りが生じるといってもいいでしょう。

実は、強弱の違いこそあれ、だれもが耳鳴りを持っています。夜中など、静かな場所で、耳鳴りを感じたことがある人は多いのではないでしょうか。

その静かな場所の極限が、無響室です。残響が非常に少ない特別な実験室で、家電製品などの作動音の測定や音響機器の開発などに使われます。この無響室に入れば、年齢に関係なく、ほとんどの人が耳鳴りの音を体験します。普段まったく耳鳴りがない人でも、耳鳴りが聞こえるのです。

私も無響室に入った経験がありますが、そのときは「キーン」という高音の耳鳴りが聞こえ、驚きました。

しかし、だれもが耳鳴りを持っているといっても、普通、その音はとても小さなものです。通常では、そのような小さな耳鳴りは、生活音などに紛れて聞こえません。

ところが、高音域の有毛細胞が損傷し、高音域の電気信号がじゅうぶんに送られてこないようになると、脳が変化します。脳に伝わりにくい音域の電気信号を強めた結果、耳鳴りの音も強調され、日常の生活空間の中でも聞こえるようになるのです。

私たちは脳で音を聞いています。これまで原因不明とされてきた耳鳴りも、この脳の働きによって生み出されています。いわば、耳鳴りも、脳で鳴っているのです。

老人性難聴では、「キーン」という金属音の耳鳴りが多くなります。これは、年を取ると高音域から聞こえなくなるため、これを補おうとするからです。

簡単に説明すると、次のようになるでしょう。

耳鳴りが起こるメカニズム

①難聴（老人性難聴など）により電気信号が脳に届きにくくなる
↓
②脳が電気信号の不足を感知する
↓
③脳が不足部分を補おうとして活性を高め、電気信号を増幅する
↓
④耳鳴りが発生する

耳鳴りはどのように発生するのか

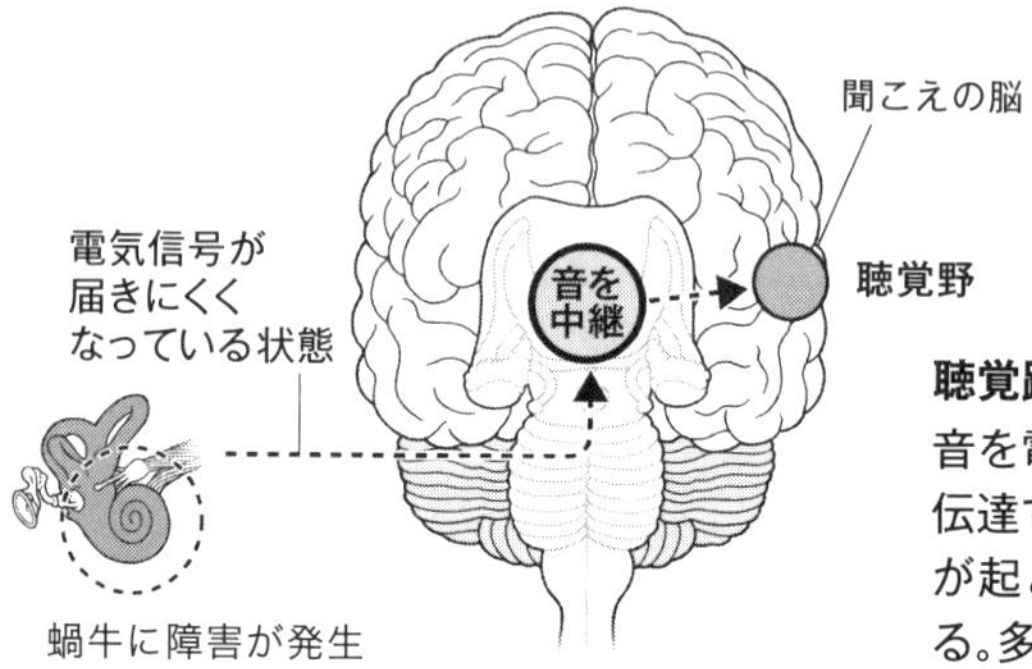

聴覚路に障害が発生する

音を電気信号に変換して聴覚野に伝達する経路である聴覚路で障害が起こると、信号が届きにくくなる。多くの難聴は、蝸牛の障害で起こっているといわれる。

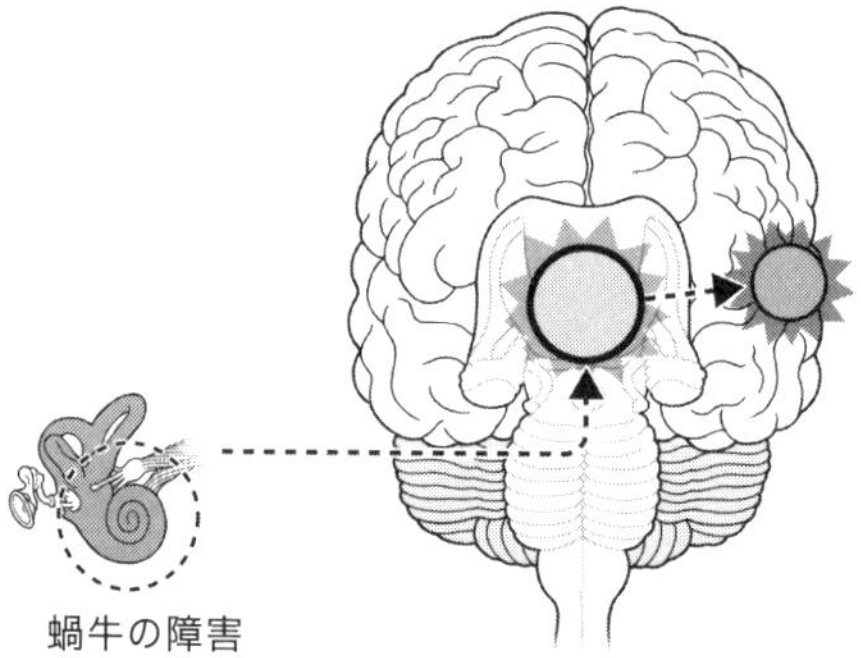

信号が弱い状態を補うため、
脳が変化して電気信号を強化する

聴覚路の障害で信号が届きにくくなると、信号が弱い状態を補うため、脳が変化してその電気信号を強化する。

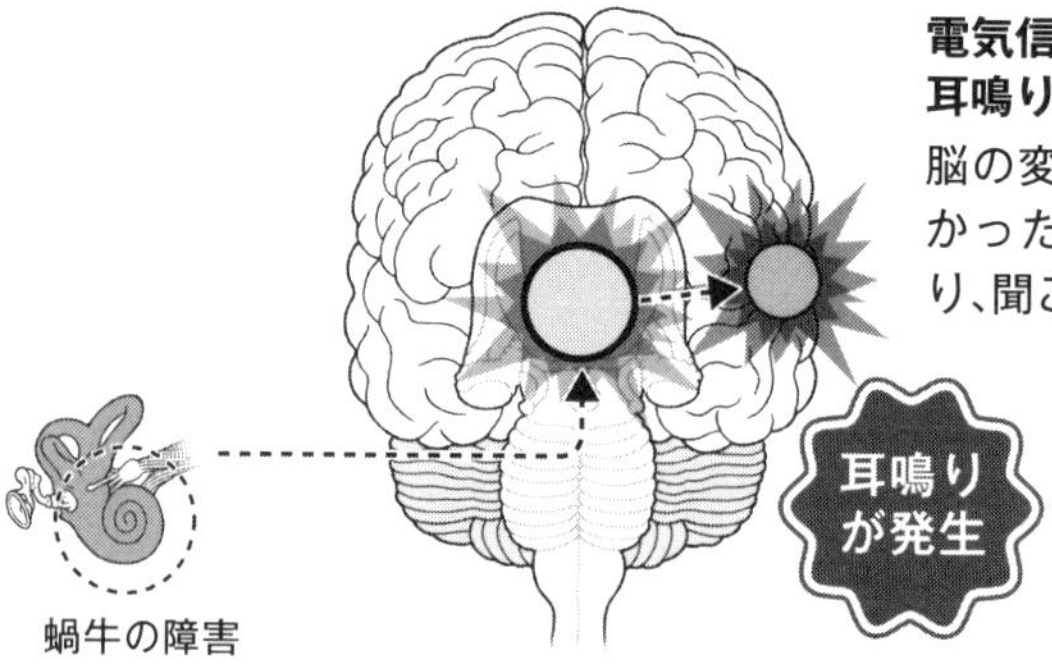

電気信号が強化されて
耳鳴りが発生する

脳の変化で、もともとは聞こえなかった小さな耳鳴りが大きくなり、聞こえるようになる。

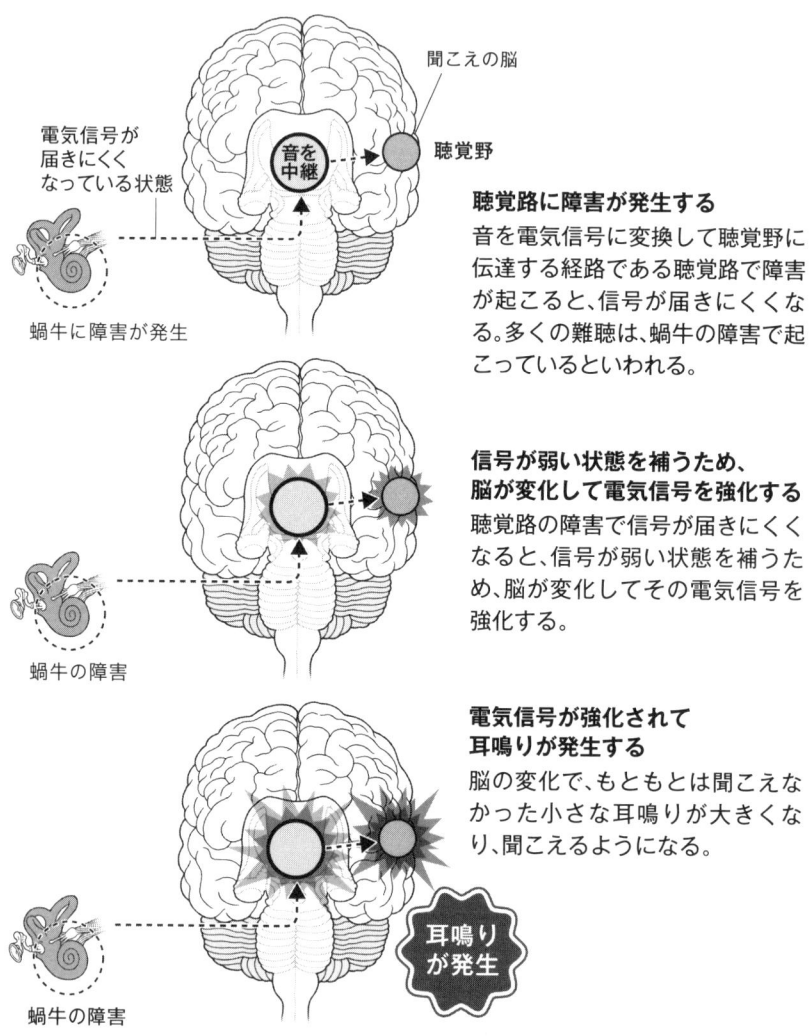

ここまでは、老人性難聴を取り上げてきましたが、この耳鳴りのメカニズムが該当するのは、老人性難聴だけに限りません。

なんらかの病気によって難聴が生じると、聞こえない音域を補おうとして脳が対応します。その結果、同じように耳鳴りが起こってきます。

難聴を引き起こす病気の種類や、難聴の進行度合いによって、低音域や中音域が聞こえなくなったり、全音域にわたって聞こえが悪くなったりすることがあります。すると、その聞こえない音域に合わせて、耳鳴りが起こります。

聞こえの悪くなっている音域によって、耳鳴りの音域も変わってくるのです。

高音域が聞こえにくい人の場合、「キーン」という金属音のような、高音の耳鳴りが生じます。

低音域が聞こえにくい人の場合は、「ゴーッ」とか、「ブーン」とかといった音になります。

また、高音域から低音域まで、全体的に聞こえが悪くなっていると、「ザーッ」というテレビのノイズのような音になります。「ジーッ」と、セミの鳴くような音がすると訴える人もいますが、これも高音から低音まで全体的に聞こえが悪くなっているタイプと考えられます。

患者さんの中には、いくつのもの種類の耳鳴りが聞こえる人もいます。

いずれにしても、どの音域が聞こえにくくなっているのか、これが耳鳴りを治療する際の重要なポイントとなります。

耳鳴りで悩む人は、自分の耳鳴りがどういう性質の音か、高音か低音か、どういう音色《ねいろ》かなどを、まずは把握しておくといいでしょう。

従来の音響療法には限界がある

耳鳴りを脳の問題として捉え、脳で起こる耳鳴りのモデル（神経生理学的モデル）を初めて提唱したのは、１９９０年代、アメリカの神経生理学者ジャストレボフ教授（Pawel J Jastreboff）です。

耳鳴りはそれまで、主に内耳などの感覚器官の問題として考えられていましたが、ジャストレボフ教授の説によって、主に脳の問題として捉えられるようになりました。

90年代以降は、ＭＲＩ（核磁気共鳴画像法）をはじめとして、脳の機能を調べる画像検査（ｆＭＲＩ＝磁気共鳴機能画像法）が目覚ましく進化・発展しました。これによって、脳に関する研究が大きく進展し、耳鳴りが発生するメカニズムの解明も進みました。

耳鳴りを生み出す脳のしくみがわかってきたことで、新たな治療法も生まれました。その1つが、ＴＲＴ（Tinnitus Retraining Therapy）という治療です。この治療は、音を使う治療ということでも注目されました。

ＴＲＴを直訳すれば、「耳鳴りの再訓練療法」となります。簡単にいえば、「脳を耳鳴りの音に順応させようとする訓練法」です。

耳鳴りが長く続くと、苦痛を感じるようになります。この苦痛を感じれば感じるほど、実は耳鳴りが治りにくくなっていきます。このような耳鳴りの症状が悪化するしくみにも、脳が深く関与しています（詳細は第2章）。

ＴＲＴには2つの柱があり、1つは耳鳴りのメカニズムなどを説明する指示的カウンセリング、もう1つは音を使った治療（音響療法）です。音響療法の基本は、自然の音やノイズなどを聞き続けることで耳鳴りを相対的に小さく感じさせ、意識を耳鳴りから逸《そ》らすものです。そうして耳鳴りを気にならないように訓練していくのです。

音響療法を家庭で行う場合、ラジオや、自然音を収録したＣＤなどを使って、周囲に音のある環境を作るのが最も手軽な方法です。

ただし、職場や公共の空間ではこのような環境を維持できません。そこで、どんな場所でも、耳に取り付けるだけで適切なノイズが流せる器具が開発されました。「サウンドジェネレーター」という、補聴器の形をした医療器具です。

サウンドジェネレーターを使うと、ラジオの「ザー」というノイズのような音や、滝のような音など、さまざまな音を耳元で流し続けられます。

サウンドジェネレーターの音量は、耳鳴りが少し聞こえる程度に調整します。この音を常時聞くことによって、耳鳴りを相対的に小さく感じさせることが狙いです。

脳を耳鳴りに慣らす治療ですから、耳鳴りが気にならなくなるまでには、1～2年くらいはかかる方が多くなります。

私たちのグループでは、2002年ごろから、この音響療法を導入し、実際に耳鳴りに悩む患者さんに使ってもらいました。

現在、サウンドジェネレーターを使用した音響療法は、新しい治療法として多くの医療機関で採用されています。

しかし、率直にいって、サウンドジェネレーターを使用した音響療法の治療効果には限界があります。症状が中等症まで改善することは多いのですが、劇的に改善する人はわずかです。また、重症の場合、症状がまったく改善しないという人もいます。

そもそも、サウンドジェネレーターを使用した音響療法は、耳鳴りそのものの改善が目的ではありません。耳鳴りから注意を逸らし、日常生活で苦痛を感じないようにすることが目的です。そのため、効果自体にどうしても限界があります。

補聴器が脳を根本から変える

私たちのグループが行っている耳鳴りの最新治療法では、補聴器を使います。

補聴器は、耳鳴り治療用の特別なものではありません。国内で売られている一般的なものを使用します。補聴器を患者さんに付けてもらい、これまでとは違った新しい考え方のリハビリテーションを3カ月間行うことで、耳鳴りを改善させることが可能となったのです。簡単にいえば、補聴器によって、脳の過度の興奮を抑えるのです。

この療法では、サウンドジェネレーターを使用した音響療法とは違い、耳鳴りそのものを弱め、最終的には耳鳴りを〝なきもの〟にすることを目的としています。

この治療を本格的に導入したのは２００６年ですが、導入以降、私たちも驚くほどの大きな効果を上げてきました。

耳鳴りを小さくすることが現実的に可能となり、実際に耳鳴りのなくなった人が出てくるようになりました。「はじめに」で紹介したSさんのように、補聴器を付けたその場で耳鳴りが解消する人もたくさんいます。

それでは、なぜ補聴器を使うと、耳鳴りが大きく改善するのでしょうか。

ここにも、耳鳴りが発生するメカニズムが関係しています。

まず、耳鳴りの患者さんに難聴があるかどうか調べるために、聴力検査を行います。同時に、耳鳴りがどんな音であるかを調べ、その音と難聴が関係していることを確認します。そして補聴器を細かく調整して、聞こえにくい音域の音を脳に入れることで、耳鳴りを改善させていくのです。

ここでは、高音域が聞こえにくくなっている老人性難聴の人を例に取りましょう。加齢によって高音域の有毛細胞の損傷が進むと、外耳から中耳、内耳と伝わってきた音の振動のうち、高音域の音がじゅうぶんに電気信号に変換されません。脳に、高音域の信号がじゅうぶんに送られないことになります。

高音域の音が足りないことを感知した脳は、その音域の音をより強く聞こうとして脳が過度に興奮し、高音域の電気信号を強めます。こうして、「キーン」という金属音のような耳鳴りが起こってくるわけです。

そこで、補聴器を調整し、聞こえにくくなっていた高音域の音を入れます。今まで届きにくかった高音域の電気信号を、なるべく元通りに近く脳に伝えるようにするのです。

これにより、過度に興奮していた脳を正常に近づけていき、その結果、耳鳴りも改善するのです。いわば、補聴器による「聞こえの脳のリハビリテーション」です。

脳を変えるために、私たちは３カ月間のリハビリ期間を設定しています。この３カ月の間に、聞こえの脳が正常な働きに近づいていけば、高音域の電気信号が強調されることがなくなって、「キーン」という耳鳴りが弱まったり、ほとんどなくなったりするのです。

なんと9割以上が改善した！

補聴器による「聞こえの脳のリハビリテーション」は、サウンドジェネレーターによる音響療法と比べても、効果の高いことがわかりました。

次ページのグラフをご覧ください。私たちの研究グループのデータです。

補聴器による「聞こえの脳のリハビリテーション」で92%がよくなった

補聴器による「聞こえの脳のリハビリテーション」(76人)

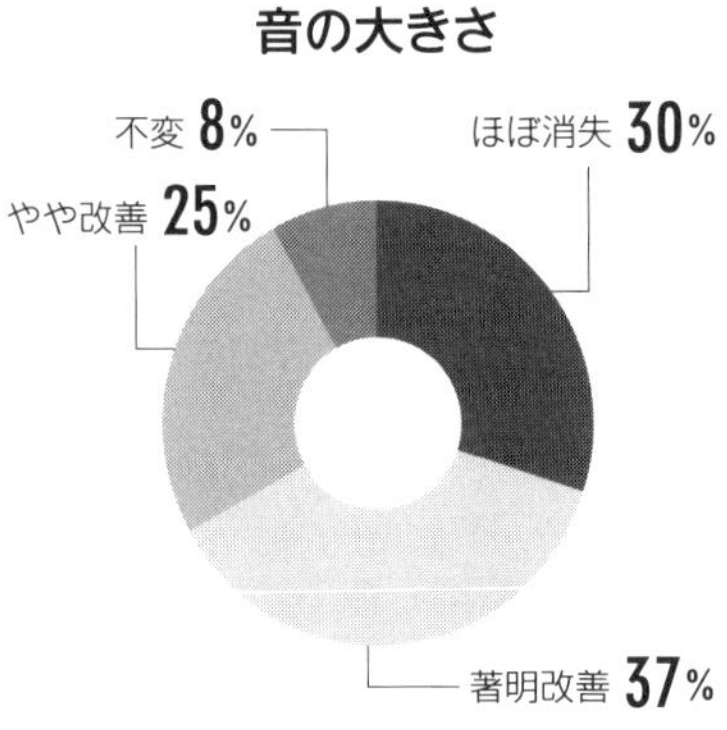

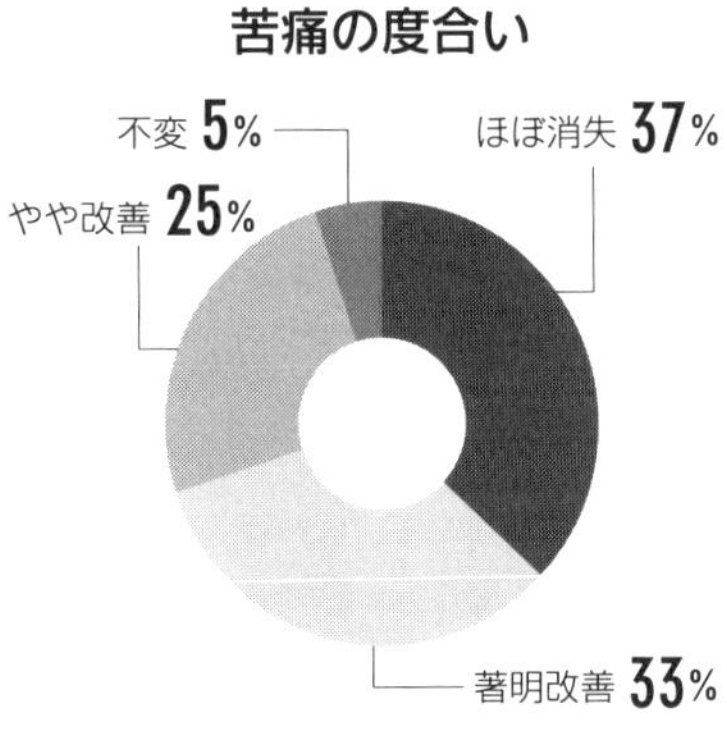

サウンドジェネレーターによる音響療法(95人)

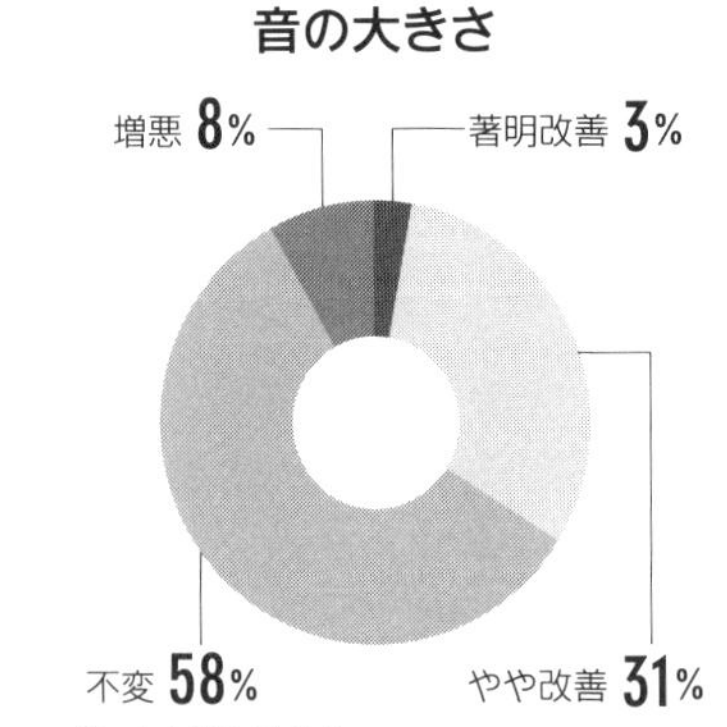

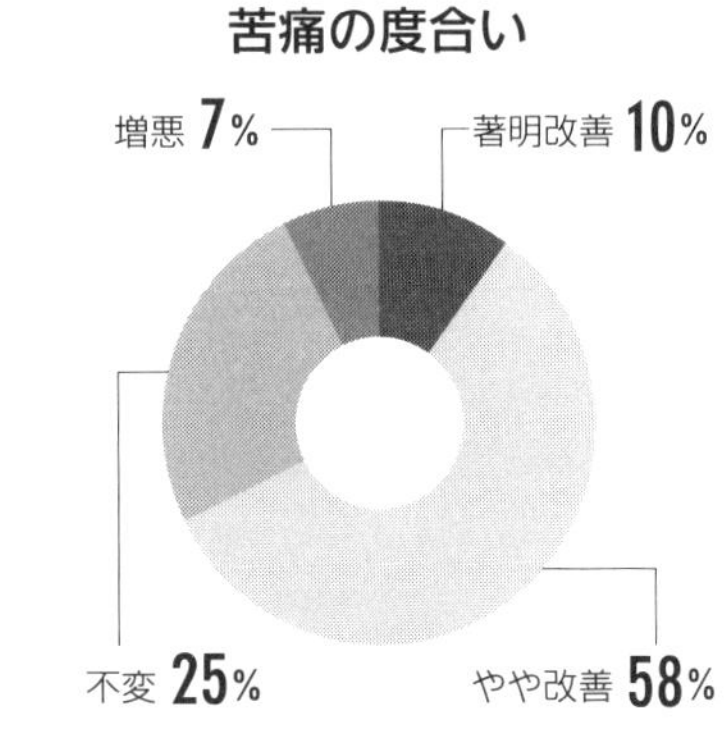

*いずれも自覚的改善度

サウンドジェネレーターによる音響療法を行ったのは、２００１〜２００６年の６年間です。男性55例、女性40例で合計95例、平均年齢61歳の治療成績です。

サウンドジェネレーターの６カ月間の使用で、耳鳴りの音の大きさが、「著明に改善」が３％、「やや改善」が31％、「変わらなかった」が58％、「悪くなった」が８％でした。また、耳鳴りが「ほぼ消失」した事例は、ありませんでした。

耳鳴りの苦痛度については、「著明に改善」が10％、「やや改善」が58％、「変わらなかった」が25％、「悪くなった」が７％です。苦痛が「ほぼ消失」した事例もありませんでした。

この結果から、サウンドジェネレーターによる音響療法は、苦痛の改善にはある程度有効であるものの、耳鳴りの音の大きさを改善させる効果はあまり期待できないことがわかります。

次に、補聴器による「聞こえの脳のリハビリテーション」です。

期間は、２００６〜２０１２年の７年間。男性31例、女性45例で合計76例、平均年齢68歳の治療成績です。

耳鳴りの音の大きさが、「ほぼ消失」が30％、「著明に改善」が37％、「やや改善」が25％、「変わらなかった」が８％でした。

耳鳴りの音の大きさについて、「ほぼ消失」「著明に改善」「やや改善」の３つを合計すると実に92％。しかも、「ほぼ消失」が30％もいるのです。劇的といってよいほどの効果でしょう。

また、耳鳴りの苦痛度については、「ほぼ消失」が37％、「著明に改善」が33％、「やや改善」が25％、「変わらなかった」が５％でした。

「ほぼ消失」「著明に改善」「やや改善」の３つを合計すると、なんと95％の人がよくなったといっています。

補聴器による「聞こえの脳のリハビリテーション」の効果は、実際に治療に当たった私たちの想定以上でした。この治療法は現在、耳鳴りを治すために最も有力なものであると考えていいでしょう。

今でも多くの医師が耳鳴りを誤解している

ところで、なぜこれまで耳鳴りは治らないと考えられてきたのでしょうか。老人性難聴と耳鳴りの関係を考えると、その事情が見えてきます。

老人性難聴の原因は、内耳の蝸牛において、音を電気信号に変換する有毛細胞が損傷したり、蝸牛の神経や血管に加齢変化が起こったりすることでした。

先述の通り、いったん壊れてしまった有毛細胞は再生されません。また、蝸牛の神経や血管の加齢変化を元に戻す治療法はないのです。

要するに、老人性難聴は、現代医学では治すことができません。

老人性難聴が起こると、しばしば耳鳴りが起こります。つまり、難聴を治せないのならば、それに伴って起こる耳鳴りも治らないと考えられていたのです。

実際、内耳の蝸牛内で起こった加齢変化は戻しようがなく、手術や薬物治療も効果はありません。しかし、難聴による脳の過度な興奮は、脳の活性を低下させることで、抑えることができます。脳は変えられます。つまり、耳鳴りを治すことはじゅうぶん可能なのです。

残念なことに、このような耳鳴りに関する新しい考え方や治療法は、今のところ医師を含めて広く知れ渡っているとはいえません。もちろん、私たちは学会などで、これまでの研究成果を発表していますが、まだ知らない医師もたくさんいます。

そのため、「耳鳴りは原因不明」とか、「年のせいだから治らない」とかといった言葉が、今でも多くの病院でくり返されているのです。

耳鳴りを引き起こすほかの病気や分類

ここまでは、老人性難聴と耳鳴りの関係を中心にお話ししてきました。しかし、耳鳴りを引き起こすのは老人性難聴ばかりではありません。

次に、耳鳴りを引き起こすほかの病気や要因について、代表的なものを巻末のリスト（172ページ参照）にまとめました。ご覧ください。

なお、突発性難聴《とっぱつせいなんちょう》（突然、片側の耳が聞こえなくなる病気）は発症から治療開始が遅れるほど、改善させることが難しくなります。

また、騒音性難聴《そうおんせいなんちょう》は、長年、騒音にさらされた結果、起こります。蝸牛の有毛細胞が損傷しているので、難聴を治すことができません。

難聴と共に起こる耳鳴りついては、補聴器による「聞こえの脳のリハビリテーション」でよくなる可能性が高いのです。

突発性難聴も、騒音性難聴も、ある音域の音が聞こえにくくなっています。脳がそれをより聞こうとして、脳が過度に興奮するため、耳鳴りが起こります。この耳鳴り発生のメカニズムは、この2つの病気の場合にも当てはまります。

メニエール病（めまいと同時に耳鳴りや難聴、耳閉塞感《じへいそくかん》が起こり、それをくり返す病気）については、この治療法で耳鳴りがよくなる場合と、それほど改善しない場合があります。

メニエール病の特徴の1つに、症状の揺れ動きがあります。さまざまな症状が出たり、出なかったりと、症状が安定しないのです。

補聴器による「聞こえの脳のリハビリテーション」では、難聴の起こっている音域を調べて、そこに合わせて補聴器を調整します。症状が揺れ動くメニエール病の場合、補聴器の調整をうまくできないことがあるのです。

いずれにしても、この治療法が、つらい耳鳴りに長年苦しんできた人にとって朗報であることは間違いありません。

さて、これらの要因以外にも、耳鳴りを引き起すものがいくつかあります。これらについても、簡単に触れておきましょう。

耳鳴りには、次のような別の分類法があります。

①自覚的な耳鳴り
②他覚的な耳鳴り

①の自覚的耳鳴りとは、実際には音がないのに、耳の中で音が鳴っているように聞こえるものです。これまでお話ししてきた耳鳴りの、ほとんどすべてに当てはまります。

②の他覚的耳鳴りとは、体の中で実際に鳴っている音が、耳に響いて聞こえる耳鳴りです。

体の中で鳴る音とは、血液が血管を流れる「ザーザー」という音（血管雑音）や、心臓の音、「コツコツ」という喉《のど》の筋肉の収縮音、「スーハー」という呼吸音などです。耳管開放症《じかんかいほうしょう》では、自分の呼吸音が耳鳴りとして聞こえることがあります。

自覚的耳鳴りも、他覚的耳鳴りも、治療が必要な場合もありますが、疲労やストレスなどが原因となって、一時的に起こっているケースもあります。

自覚できる疲労やストレスがあり、耳鳴りを感じたら、よく眠って体を休めるようにしてください。休むことで疲労やストレスが解消し、耳鳴りがなくなるようならば、それほど心配することはありません。

また、うつ病などの精神疾患があり、うつ症状と共に耳鳴りが発生するケースもあります。うつ病になると、感覚が鋭敏になるので、耳鳴りを強く感じ、苦痛を感じやすくなります。

精神的な苦痛が強い人の場合には、耳鳴りの治療と並行して、心療内科や精神神経科などで精神面での治療を受けるといいでしょう。

こうした耳鳴りの心理的な要素については、次の章で取り上げます。

耳鳴りは、意識すればするほど、悪化する傾向があります。なぜ、耳鳴りを意識すると、症状がどんどん悪化してしまうのか。その理由を知ることが、耳鳴りを治療する際のもう1つ重要なカギとなります。

第2章

脳内の苦痛のネットワークがつらさを増幅する

ドクターショッピングに走る人が多い

耳鳴りに悩む人は、複数の医療機関を受診することが多いといわれています。いわゆる、ドクターショッピングです。

実際にはどの程度、ドクターショッピングをしているのか、私が非常勤で診療を行っていた東京・信濃町《しなのまち》にある慶應義塾大学病院で調査したデータがあります。

このデータによれば、耳鳴りで慶應義塾大学病院に初めてかかった患者さんの割合は9％です。ほかの医療機関を最低1施設は受診した患者さんが53％、2施設以上が38％、5施設以上が5％です。

調査の起点が大学病院ですから、その前にほかの医療機関を受診している人が多いのは当然といえます。しかし、2施設以上を受診している患者さんが40％近く、5施設以上も5％もいるのです。

この調査結果は、耳鳴りの治療が難しいことの証明だといっていいでしょう。

耳鳴りの治療を難しくしている要因の1つが、耳鳴りを苦痛と感じる脳のメカニズムです。

耳鳴りが始まり、恒常化すると、患者さんは耳鳴りを強く意識するようになります。ところが、この意識すること自体が耳鳴りを悪化させるのです。

耳鳴りを必要以上に意識することによって、脳内に、いわば「苦痛のネットワーク」が形成されます。この結果、耳鳴りの苦痛がより強められることになります。

しかも、脳内に苦痛のネットワークが形成されると、耳鳴りがさらに治りにくくなります。この治りにくいという事実が、また患者さんの心理を追い込み、状態を悪化させるという悪循環に陥ります。

耳鳴りに悩む人がついドクターショッピングに走ってしまうのも、この苦痛のネットワークの影響といっていいでしょう。

それでは、脳はなぜ耳鳴りを苦痛と感じるのでしょうか。このことについて解説していきましょう。

耳鳴りの治療では、私は以下の2つの点について、患者さんにまずお話しするようにしています。

①なぜ耳鳴りが起こるか

②脳内の苦痛のネットワーク

①は、第1章でお話ししたような、耳鳴りの発生メカニズムの説明です。

②の脳内の苦痛のネットワークについては、患者さんの状態に合わせて説明します。耳鳴りで大きな苦痛を感じている人には、特に詳しく説明します。

耳鳴りについて正しい情報を持っていないと、患者さんは余計な不安や心配を抱えることになります。その不安や心配が、耳鳴りを悪化させるのです。

耳鳴りをよくするためには、耳鳴りの発生メカニズムと並んで、脳内の苦痛のネットワークについての理解が欠かせません。

耳鳴りについてできるだけ正しく知ることから、治療が始まるのです。

気にするほど症状は悪化する

ときおり、疲れたときに短時間、耳鳴りがするくらいなら、私たちは耳鳴りをさほど気にかけることはないでしょう。

しかし、眠ろうとしたときや、辺りが静かになると必ず耳鳴りが聞こえたり、1日中耳鳴りが頭の中で鳴っていたりするような状況では、どうしても耳鳴りにばかり意識が向くようになります。

耳鳴りを気にし始めると、脳の中でいくつかの部分が過剰に反応します。

まず、大脳の部位のうち、進化的に新しい部分である大脳新皮質《だいのうしんひしつ》の「前頭前野《ぜんとうぜんや》」です。前頭前野は、大脳新皮質の中にあって、思考や創造的な活動を担う、いわば脳の司令塔ともいうべき場所です。

耳鳴りが聞こえてくると、この前頭前野の一部が下した判断が、耳鳴りの症状に影響を与えるようになります。

「耳鳴りはなぜ起こるのだろう？」

「このまま耳鳴りが治らないのではないか？」

耳鳴りの正体がわからないまま、脳がこのように考え始めると、だんだん不安になっていきます。この不安が、耳鳴りを悪化させる最大の要因です。

そして、大脳新皮質の内側にあって、旧皮質・古皮質からなる大脳辺縁系《だいのうへんえんけい》に属する、「帯状回《たいじょうかい》」「扁桃体《へんとうたい》」「海馬《かいば》」の各部も反応します。これらの部分は、本能や情動を司り、自律神経《じりつしんけい》の働きにも関与しています。

このうち、帯状回は、大脳新皮質と大脳辺縁系の境目にあって、大脳辺縁系の各部を結びつける働きをしています。耳鳴りに関しては、帯状回の「注意」「認知」といった働きに注目する必要があります。

耳鳴りに悩む人は、起床時には必ず、「今日はどうだろう?」と耳鳴りに「注意」を向け、聞こえてくるかどうかを知ろうとします。これが帯状回の働きで、耳鳴りが続くと、帯状回の「注意」の活性が高まってきます。

「注意」の活性が高まると、耳鳴りを気にせずにはいられなくなり、意識がそこにばかり向かってしまい、さらに活性が高まるという悪循環が生じます。

帯状回には、「認知」という働きもあります。「認知」とは心理学の用語で、ある対象が何であるかを判断したり解釈したりする過程のことをいいます。耳鳴りの場合、生じるのは、誤った「認知」です。

「耳鳴りは重大な病気の予兆ではないか」

「脳腫瘍《のうしゅよう》(脳やその周辺にできる腫《は》れ物の総称)などの前兆なのではないか」

「耳鳴りのせいで、耳が聞こえなくなってしまうのではないか」

などと考えることが、「認知」の活性を上昇させます。

こうした誤った「認知」も、耳鳴りを悪化させるものです。

また、耳鳴りは、過去の「記憶」とも結びつくことがあります。

交通事故に遭ったり、身内の不幸があったりすると、耳鳴りが起こることがあります。

「あの日、後続車に自分の車をぶつけられたせいで耳鳴りになってしまった」などと、苦々しい記憶を反芻《はんすう》するうちに、海馬の「記憶」の活性が上昇し、これも耳鳴りを悪化させます。

扁桃体は、側頭葉《そくとうよう》の内側にあるアーモンド形の神経細胞の集まりで、情動の反応の処理を行い、記憶とも関連が深い部位です。

今まで触れてきたような耳鳴りに対するネガティブな感情を抱いたとき、扁桃体は、さらに耳鳴りへの敏感な反応を脳内の各部に促し、耳鳴りの「苦痛のネットワーク」を形成していく中心となります。さらに高じると、不安や恐怖、悲しみが止まらない状況を作り出します。

本来ならば、先ほどの前頭前野は、このようなネガティブな感情をコントロールし、扁桃体の働きを抑制する役割を果たします。しかし、耳鳴りがひどくなり、うつ傾向が強まってくると、前頭前野のこの部位の働きが弱まり、扁桃体をコントロールできなくなってしまいます。

耳鳴りに関わる脳の部位

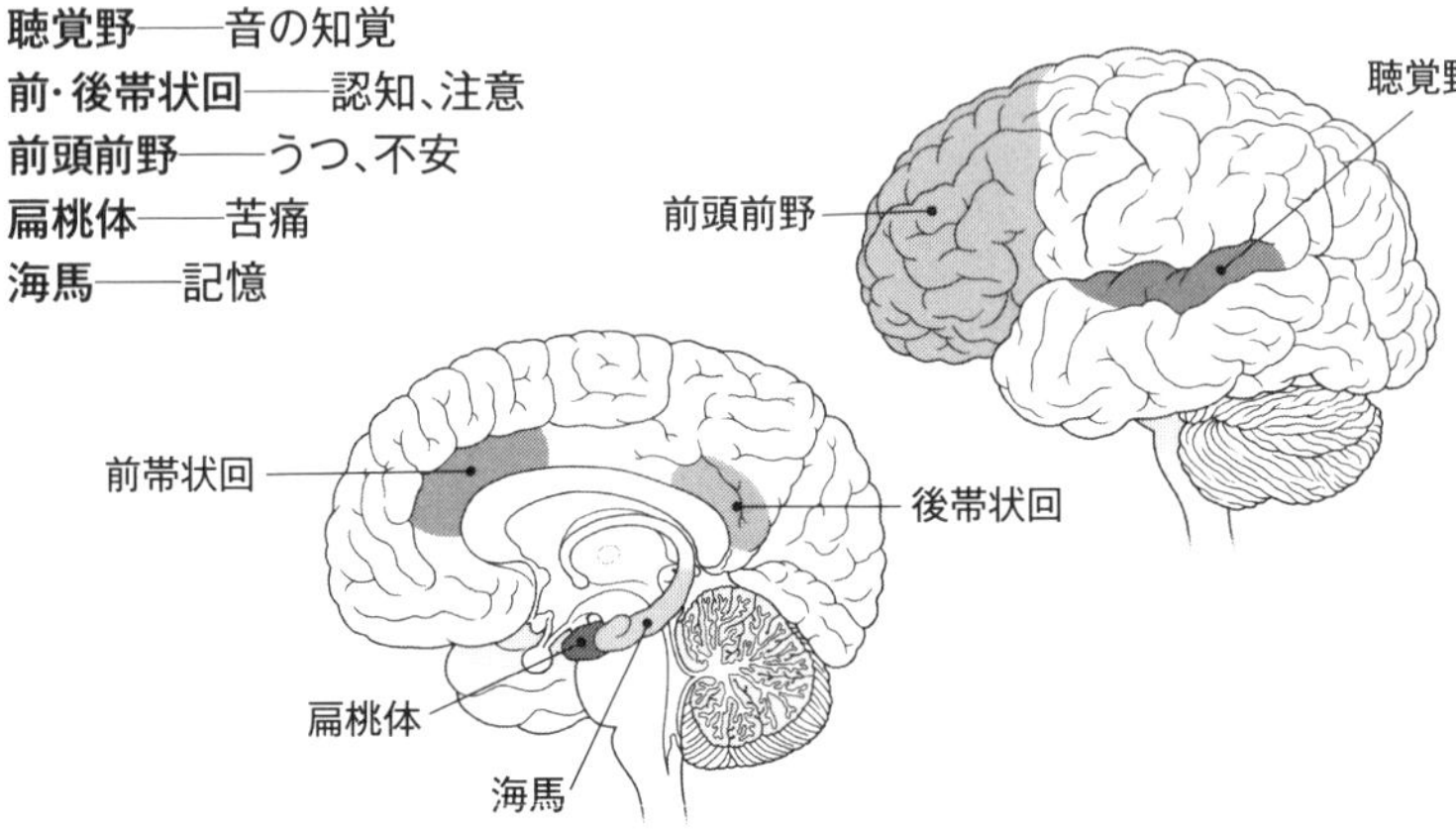

耳鳴りに関わる脳の各部位の働きをまとめると、上の図のようになります。

こうして脳のいくつもの部位が関わって、苦痛のネットワークが形成されていきます。

いったん脳の苦痛のネットワークが形成されると、耳鳴りから注意を逸《そ》らすことが難しくなります。しかも、根拠のない不安や心配などにさいなまれ、イライラや怒りなどを募らせていくことになります。

また、うつ傾向も強まります。集中できない、やる気が出ない、何に対しても興味が持てないという症状に悩まされるようになります。

これらはすべて、苦痛のネットワーク

を構成する脳の活動が強くなって起こっていることなのです。つまり、脳の中で耳鳴りが悪化している、ということになります。

医師の不用意な言葉に注意

苦痛のネットワークは、体にも直接的な影響を及ぼします。苦痛のネットワークが自律神経とも連動しているためです。

苦痛のネットワークと自律神経の関連をよく理解できるのが、次のようなシチュエーションです。

ある草食獣が森の中で体を休めています。風で揺れる草木の音は聞き流していますが、肉食獣が近づく密《ひそ》やかな足音には敏感に反応します。それは、自分にとって危険な音だからです。音を察知すると、原始的な情動の中心である扁桃体が恐怖を感じます。

このとき、自律神経も即座に反応します。自律神経は、活動の神経である交感神経《こうかんしんけい》と休息の神経である副交感神経《ふくこうかんしんけい》がバランスを取って働いていますが、危険な音を認識すると、交感神経が緊張します。すると、血管が収縮し、血圧や血糖値が上昇し、呼吸が速くなり、心臓の拍動も激しくなります。つまり、いつなんどき襲われても逃げ出せる、あるいはいつでも戦えるように体を整えるのです。

耳鳴りの音を危険と感じたとき、私たちの体に起こるのも、これと同様の反応です。

交感神経が緊張していますから、眠くなりません。耳鳴りが気になっている人が不眠に陥るのは、いわば当然の反応です。

苦痛のネットワークが形成され、耳鳴りに意識を向け続けていると、交感神経優位の状態が続きます。そのため、自律神経のバランスも崩れ、それが体の負担となって、さまざまの身体的な不調も生じます。

不眠や動悸《どうき》、冷や汗、肩こり、首こり、頭痛、食欲不振、倦怠感《けんたいかん》など、さまざまの身体的な症状が出てきます。脳の中に形成された苦痛のネットワークは、このように体にも直接的な影響を及ぼすようになるのです。

また、家庭の問題、人間関係のトラブル、仕事の問題などの、生活でのストレスは、直接苦痛のネットワークに働きかけ、耳鳴りを悪化させ、ひどくなると自律神経のバランスが崩れます。

ドクターショッピングをする耳鳴りの患者さんの脳では、この苦痛のネットワーク

脳内の「苦痛のネットワーク」が耳鳴りを悪化させる

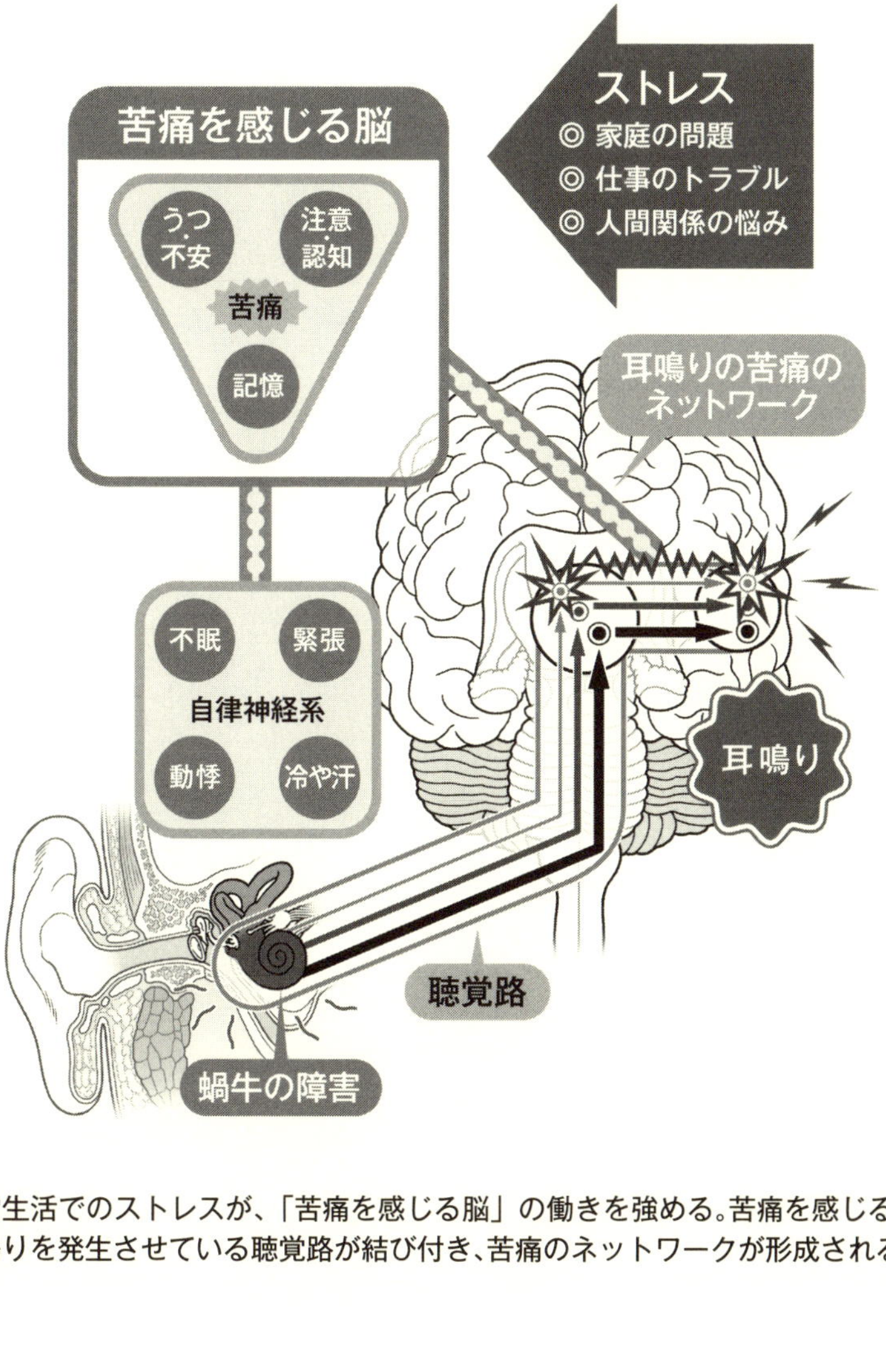

日常生活でのストレスが、「苦痛を感じる脳」の働きを強める。苦痛を感じる脳と耳鳴りを発生させている聴覚路が結び付き、苦痛のネットワークが形成される。

が非常に強く形作られていると考えられます。

このため、医師の不用意な言葉が、しばしば耳鳴りをさらに悪化させます。私たちの調査によれば、耳鳴りを悪化させる医師の発言として、次のようなものがあります。

「耳鳴りは治りません」
「耳鳴りなんて病気ではない」
「一生つき合っていくしかない」
「症状が起こってからすぐに来れば治ったかもしれないのに」
「そんなの気持ちの問題だよ。あなたは気にしすぎ」
「あなたは神経質だから」

苦しんでいる患者さんがこんな言葉を聞けば、苦痛のネットワークがさらに強化され、大脳辺縁系の「注意」の活性がさらに高まります。「気にしすぎ」や「神経質」といわれると、非常に理不尽なことをいわれたと感じるものです。

耳鳴りの音量は、客観的には実は非常に小さいものだということがわかっています。

しかし、重症の患者さんの場合、その小さな音を耳元でセミが大合唱しているように感じています。耳鳴りが常時聞こえているこの状態から一刻も早く脱け出して楽になりたい。これが重症の耳鳴りに悩む患者さんの切なる願いなのです。

そんな人に、「一生つき合っていくしかない」と医師がいえば、自分の訴えをまったく理解してもらえないと感じるのも無理はないでしょう。

この結果、「話をろくに聞いてもらえない」「自分の苦しみを理解してもらえない」と、患者さんは医師の診療態度に不満と不信の念を抱くことになります。

また、検査に時間をかけなかったり、検査はしたものの「原因はわからない」「年のせいだから」などと医師からいわれたりすると、多くの人は検査や診断の結果に納得できません。

その結果、自分の苦しみをわかってくれる医師や、もっと適切な検査や治療を施してくれる病院を求めて、次々に病院巡りをすることになるのです。

孤立しがちな耳鳴りの患者さんの実態

耳鳴りがある程度重くなると、患者さんは周囲から孤立しがちになります。

大抵の耳鳴りには難聴が伴うため、耳鳴りに悩む患者さんは、相手の話している言葉が聞き取りにくくなります。ことに聞き取りにくいのが、会議やパーティなど、雑音があり、大人数が集まって話を交わしている場所です。

言葉が聞き取れず、何度も聞き返しているうちに、自分に嫌気がさしてきます。聞き返すこと自体がおっくうになります。また、聞き返すことを怖がるようになります。

その結果、友達づき合いができなくなるだけではなく、コミュニケーションを取ることに臆病になり、引きこもりがちになります。

ある耳鳴りの患者さんは、家族がいないときには、自宅に来客があっても居留守《いるす》を使っていたといいます。自分一人で、客人の相手をすることは怖くてできないのです。散歩も、日が暮れてから、だれも通らない道を選んで歩いていたといいます。

こうしてコミュニケーションを自ら断つことが、病状を固定化、あるいは悪化させることにつながっていきます。

また、耳鳴りが常時鳴っていると、生活や仕事にも大きな支障をきたします。耳鳴りに意識が集中し、仕事もできなくなり、仕事を辞める人もいます。

それでは、このような状況に陥ったら、どうしたらいいのでしょうか。

次章では、耳鳴りの治療のアプローチについて詳細に解説していきます。

第3章

耳鳴りの最新治療のプロセス

自分の症状について自覚的になる

本章では、耳鳴りの治療について、具体的に見ていきましょう。

もちろん病院によって、そして患者さんの症状によって、検査の細かな手順は異なります。

細かな違いはあるにしても、耳鳴りの治療において重要な要素は以下の4つです。

耳鳴り治療の重要な4要素

①問診
②検査
③カウンセリング
④治療

それぞれについて、詳しく解説していきます。

まず、①の問診では、医師が患者さんの病状を聞き取ります。問診のポイントは2

つです。

問診のポイント

- 耳鳴りについての基礎データ
- 耳鳴りによって生じる心理的な苦痛度、生活の支障度

耳鳴りがいつから、どんな音から始まったのでしょうか。耳鳴りが鳴っているのは両耳ですか、片方の耳ですか。1日のうち、耳鳴りはどんなときに聞こえるのでしょうか。問診では、耳鳴りの基礎的な情報をうかがいます。

以下は、代表的な質問です。

問診での代表的な質問

①耳鳴りにいつごろ気づいたか。
②耳鳴りが聞こえるのは両耳か、片側か。それとも、どちらの耳といえず、頭で鳴っている感じか。
③耳鳴りはどのようなタイプの音か（「キーン」「ジーッ」「ザーッ」のような言葉で

表現してみる)。
④耳鳴りが聞こえるのは1種類か、たくさんの種類が聞こえるか。
⑤耳鳴りの種類が複数の場合、最も気になるのは澄《す》んだ音か、濁《にご》った音か。どういうタイプの音か。
⑥耳鳴りは、一時的なものか、持続的なものか。
⑦耳鳴りの音の大きさは、常に一定か。変化する場合には、どういうときに変わるのか。
⑧耳鳴り以外、聞こえが悪かったり、耳が詰まった感じがあったり、めまいなどの症状が出たりしているか。
⑨耳鳴りは、どんなときに気になるか(たとえば、「日中仕事をしていれば気にならないが、就寝時に気になる」「始終聞こえており、いつも気にしている」)。
⑩耳鳴りで眠れないことがあるか(たとえば、「寝付きが悪い」「熟睡できない」「寝ても、途中で目覚めてしまう」)。
⑪耳鳴りが生じたときの生活について(たとえば、「普通」「特に多忙だった」「睡眠不足が続いていた」「ストレスが多かった」「不幸な事件があった」「交通事故に遭《あ》った」「身内の不幸があった」)。

⑫最近、何か病気をしたか（高血圧、糖尿病、脂質異常症などの病歴の有無）。
⑬現在、また過去に使用した薬は何があるか（抗生物質のストレプトマイシンなどの使用用歴はあるか）。

これから耳鳴りで病院にかかろうと思っている人は、これらの質問に前もって答えを書き留めておくといいでしょう。

そうすれば、問診もスムーズに進み、時間的な余裕が生じます。そうなれば、問診の内容もより充実します。

たとえば、質問③の耳鳴りの音の高低や音の性質は、耳鳴りと合併して生じる難聴がどの音域で起こっているかを知る目安の1つとなります。

「ジェット機みたいな『キーン』という音」などというように、できるだけ擬音語を使って、自分の聞いている音を率直に具体的に表現してみましょう。

耳鳴りの症状が悪化してくると、耳鳴りが1種類だけではなく、複数聞こえてくることもよくあります。

医師は、こうした情報を問診でチェックします。

ここでは、病院に出かける前に答えることを前提としているため、心理的な苦痛度、生活の支障度についての質問も入れてあります。

耳鳴りが自分の生活にどれだけ影響を与えているか、耳鳴りによって何がいちばん困っているか、病院に行く前によく考えておきましょう。

あなたの苦痛度や生活への支障度は？

続いて、「耳鳴りによって生じる心理的な苦痛度、生活の支障度」です。

患者さんが耳鳴りについて、どの程度のつらさを感じているか、それを調べる際に、よく使われる質問表があります。

これは、アメリカのニューマン（Newman CW）らが作成したもので、「耳鳴りの支障度に関する質問表（Tinnitus Handicap Inventory：ＴＨＩと略されます）」といいます。

ＴＨＩは、全25問あり、すべての質問に「よくある」と答えると、１００点満点となります。耳鳴りの心理的苦痛度、生活の支障度を点数化して評価できます。

私たちは重症度の目安としてＴＨＩの点数の総計を参考にしています。重症度はだいたいの目安ですが、それによって以下の3つに分けています。

THIの重症度

軽症　0〜16点
中等症　18〜48点
重症　50〜100点

参考までに、次ページにTHIを挙げておきました。

THIの点数が50点以上であれば、一般的には心理的苦痛度、及び生活の支障度がかなり高いと考えられます。

この場合、詳細なカウンセリングを行い、さらにその症状の程度に応じた治療を行う必要があります。補聴器による治療が必要になってくるのも、こちらの人々が多くを占めます。

また、この質問表を使わない場合、いくつかの質問によって、患者さんの心理的苦痛度や生活の支障度を類推することができます。

最もシンプルな質問は、「耳鳴りでいちばん困っているのはなんですか」というも

耳鳴りの支障度に関する質問表（THI）

この検査は、耳鳴があなたにどのような障害を引き起こしているか調べるためのものです。

各質問について、当てはまる番号に○をつけ、最後に点数を合計してください。

		よくある	たまにある	ない
01	耳鳴りのために物事に集中できない	4	2	0
02	耳鳴りの音が大きくて人の話が聞き取れない	4	2	0
03	耳鳴りに対して腹が立つ	4	2	0
04	耳鳴りのために混乱してしまう	4	2	0
05	耳鳴りのために絶望的な気持ちになる	4	2	0
06	耳鳴りについて多くの不満を訴えてしまう	4	2	0
07	夜眠るときに耳鳴りが妨げになる	4	2	0
08	耳鳴りから逃れられないかのように感じる	4	2	0
09	あなたの社会的活動が耳鳴りにより妨げられている（たとえば、外食をする、映画を観るなどの活動）	4	2	0
10	耳鳴りのために挫折を感じる	4	2	0
11	耳鳴りのために自分がひどい病気であるように感じる	4	2	0
12	耳鳴りがあるために日々の生活を楽しめない	4	2	0
13	耳鳴りが職場や家庭での仕事の妨げになる	4	2	0
14	耳鳴りのためにいらいらする	4	2	0
15	耳鳴りのために読書ができない	4	2	0
16	耳鳴りのために気が動転する	4	2	0
17	耳鳴りのために家族や友人との関係にストレスを感じる	4	2	0
18	耳鳴りから意識を逸らすのは難しいと感じる	4	2	0
19	自分一人で耳鳴りを管理していくのは難しいと感じる	4	2	0
20	耳鳴りのために疲れを感じる	4	2	0
21	耳鳴りのために落ち込んでしまう	4	2	0
22	耳鳴りのために体のことが心配になる	4	2	0
23	耳鳴りとこれ以上はつき合っていけないと感じる	4	2	0
24	ストレスがあると耳鳴りがひどくなる	4	2	0
25	耳鳴りのために不安な気持ちになる	4	2	0

判定　0〜16点 **軽症**　18〜48点 **中等症**　50 〜100点 **重症**

のです。
これで、それぞれ心理面で最も困っている点、生活面で困っている点を確認します。
心理面は、以下の3段階で考えます。

3段階ある心理的な苦痛度

①病気の心配
②不安・イライラ・怒り
③うつ

病気の心配とは、たとえば「この耳鳴りが一生続くのではないか」とか、「今後、耳鳴りがもっと大きくなっていくのではないか」とかといった自分の行く末を案じる心理状態です。「この耳鳴りは、医者にかかっても治らないのではないか」などといった心配も含まれます。

不安は、「耳鳴りは、もっと重大な病気の前触れなのではないか」「もう二度と耳鳴りのない静かな生活には戻れないのではないか」など。いろいろ考えるものの、結論が出ず、揺れ動く心理状態です。

イライラ・怒りは、耳鳴りの度に、イライラが募《つの》ったり、腹が立ってきたりするという気持ちの動きです。「どうしてこんな音がするのか」「原因はなんなのか」と考えるたびにイラ立ってしまいます。

うつは、精神的な不安がさらに進んで、耳鳴りのせいで、「楽しくない」「気が滅入《めい》る」「やる気が起こらない」などのような抑うつ状態が日常的にあることです。

３つの段階では、後半になるほど、患者さんの心理的な状況が悪化しています。ちなみに、悪化すると、前の段階の心理状態のうえに積み重なって次の重い症状が出てくるため、うつに苦しんでいる人は、心配、不安、イライラなども重ねて感じていることになります。

生活の支障度では、以下の３つの段階に分けられます。

3段階ある生活の支障度

①集中力が低下している
②眠れないなどの睡眠障害

③社会的な活動ができない

耳鳴りのせいで、仕事や家事などの仕事に集中できなくなるのが、最初の段階です。次に、寝付きが悪い、眠ってもすぐに目が覚める、熟睡できないといった睡眠障害が伴ってきます。

最後が、仕事が続けられず、会社を辞める、人と会えない、自宅に引きこもるといった状況になります。

心理的な苦痛度が③、もしくは生活の支障度が③の人は、うつの疑いが強いといっていいでしょう。こうした人の場合には、耳鳴りの治療と併せて、精神的な治療を併用する必要があります。

今、耳鳴りに悩んでいる人は、自分がどの段階にあるか考えてください。それは、今後どのような治療を受けるべきかという判断のとっかかりになるはずです。

問題がどこにあるのかを特定する

次に、耳鳴り治療の重要な4要素の②検査です。

音は、外耳《がいじ》、中耳《ちゅうじ》を経て、内耳《ないじ》の蝸牛《かぎゅう》で電気信号に変換され、それが聴神経《ちょうしんけい》を通って脳に入ります。脳に伝えられて、初めて音として認識されることになります。この聴覚路《ちょうかくろ》のどこに障害があるのか、その障害の程度はどのくらいなのかを調べます。

検査は、主に以下の2つに分けられます。

①一般的な耳鼻咽喉科《じびいんこうか》の検査
②各種の聴力検査

症状や病態によっては、MRI（核磁気共鳴画像法）などによる画像検査、もしくは内科的な検査や血液検査が必要になることもあります。高血圧や糖尿病などの影響で、耳鳴りが生じることがあるためです。

ここでは、診療の大きな流れをつかんでいただくことが目的です。主要な検査だけを解説していきます。

一般的な耳鼻咽喉科の検査では、外耳道の状態や鼓膜《こまく》の状態などを調べます。

外耳道に耳垢《みみあか》が溜《た》まっていて、耳鳴りが起こることがあります（耳垢塞栓《じこうそくせん》）。また、中耳炎《ちゅうじえん》によっても耳鳴りが起こります。

外耳や中耳に障害が見つかった場合には、当然、その治療を優先して行います。耳垢を取るだけで、耳鳴りが解消するということもあるのです。

その次に、各種の聴力検査を行います。

大半の耳鳴りが難聴を伴っています。しかも、第1章でお話ししたように、難聴が脳で耳鳴りを引き起こす有力な原因と考えられています。

難聴の有無、そして難聴があるとすれば、どの程度なのかを詳しく調べる必要があります。

難聴の最も一般的な検査は、「純音聴力検査」という検査です。

この検査には、「オージオメーター」という特殊な装置を使います。この装置は、健康診断などで体験した人も多いと思います。防音室に入ってヘッドホンを装着し、機械的な音が聞こえたらボタンを押す、あの装置です。

聞こえの悪い音域を特定する

通常、低音の125Hz《ヘルツ》から高音の8000Hzまでの範囲で、音の高さを変えて、どこまで小さい音が聞こえるか（閾値《いきち》）を調べます。

この検査には、「気導検査《きどうけんさ》」と「骨導検査《こつどうけんさ》」の2つがあります。

気導とは、話し声や物音や音楽など、空気が振動することによって音が伝わるしくみです。一方、骨導とは、骨から直接、内耳に音が伝わるしくみです。

骨導検査では、外耳や中耳を通さずに音の伝わりかたを調べます。この検査で異常が出た場合には、内耳から脳に至るルートのどこかに障害が生じていると考えられます。

2つの検査を比べることによって、患者さんの難聴が、音がうまく伝わらないために起こる伝音難聴か、音をうまく感じ取れないために起こる感音難聴か、その両方に障害がある混合難聴かがわかります。つまり、聴覚路のどこに問題が生じているかを判断することができるのです。

オージオグラム（聴力図）の例

下の例は、軽度の高音障害型難聴の人

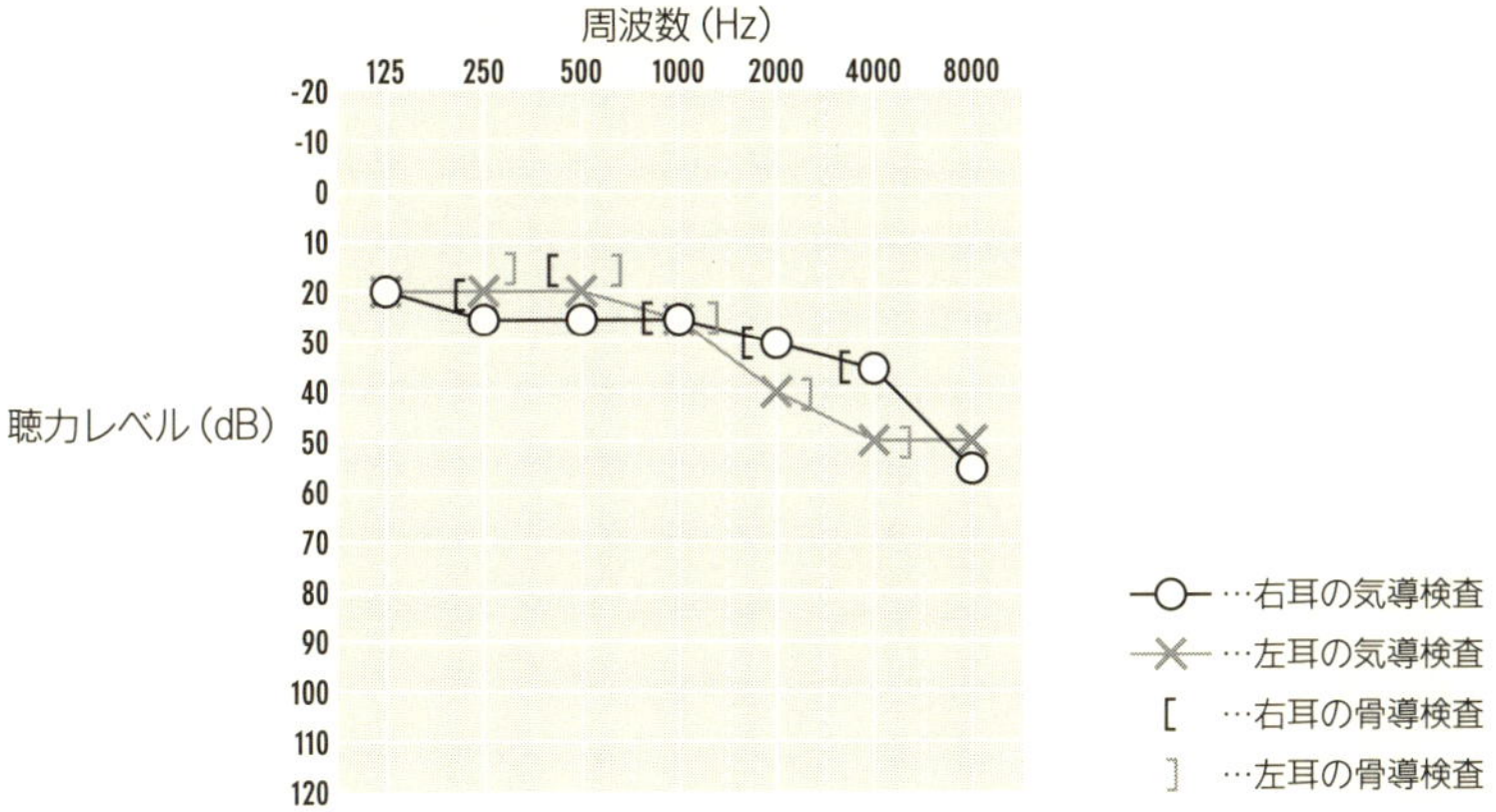

このような聴力検査によって、どの音域がよく聞こえ、どの音域が聞こえていないのかがわかってきます。

それを一目でわかるように示したものが、上の図、オージオグラム（聴力図）です。

横軸は周波数で、左が低音、右に行くに従って高音になります。

縦軸は、聴力のレベルで、その数字が大きくなればなるほど（グラフ上では下にくる）、大きい音でないと聞こえない、つまり難聴の度合が強いことになります。

それぞれの周波数で、およそ20dB《デシベル》以内の音が聞こえていれば、聞こえは正常と考えられます。

老人性難聴は、高音になるほど聞こえ

が悪くなります。そのため、グラフは右下がりのものになります。

低音障害型の感音難聴は、その名称通り、低音部の聞こえが悪くなっています。そのため、グラフは左下がりのものになります。

騒音性難聴は、4000Hzを中心に聞こえが悪くなるのが特徴です。そのため、グラフは4000Hzのところがへこんだ谷のような形になります。

基本的な聴力検査を行ったのち、私たちのグループでは、さらに耳鳴り検査（ピッチマッチ検査）を行います。

耳鳴りのほとんどは、あくまでも自覚的な症状です。他人が聞き取ることはできず、物理的な音として捉えることができません。感じ方は、人によってさまざまです。

このため、耳鳴りを評価するためには、患者さん本人から聞き取った情報に加えて、オージオメーターを使って、耳鳴りの性状（性質と状態）を検査する必要があります。

私たちは、患者さんに低い音から高い音までいろいろな高さの音を提示し、もっとも耳鳴りに近い音を探してもらいます。

耳鳴りの音の性質についても調べます。澄んでいる音か、濁った音か、などです。

これらの検査によって、耳鳴りが鳴っている周波数の音域を特定します。加えて、難聴が起こっている音域を比べます。すると、ほとんどの場合、難聴が生じている音域に耳鳴りがあることがわかります。

こうしたデータを患者さんにも示し、聞こえの悪い音域に耳鳴りがあることを納得してもらいます。耳鳴りと難聴の関連性を説得力のある形で示すのです。

患者さんにも納得していただいたうえで、次の治療へと移ります。

症状の重さで治療は変わる

実際の治療に際しては、症状の重さによって治療のアプローチが変わります。耳鳴りによって生じている心理的な苦痛度、また生活の支障度によって違ってくるのです。判断の目安の1つは、「耳鳴りによる心理的苦痛・生活障害に関する質問表（THI）」の点数です。

そして、もう1つは、そのとき、患者さんが最も気にしている症状から判断した症状の程度です。

この2つから、患者さんの状態を4つの段階（グレード）に分けて、治療方針の目安にしています。

グレード1　軽症

ＴＨＩが０〜16点。

「いちばん困っていることは?」と聞かれたとき、「特にない」と答える人か、耳鳴りに対する漠然とした心配を抱いている人。

■治療方針　カウンセリング（耳鳴りの簡単な説明）＋経過観察

グレード2　中等症

ＴＨＩの点数が18〜48点。

「耳鳴りで、いちばん困っていることは?」と聞かれたとき、「耳鳴りは重大な病気の前兆なのではないか」と考えている人や、「このまま耳鳴りがずっと続くのではないか」と不安や心配を訴える人。

耳鳴りで、イライラしたり、集中できないと感じたりしている。不眠症とまでいえないものの、ときに眠れない、寝付きが悪いと訴える人。

■治療方針　カウンセリング（耳鳴りの説明）＋経過観察、希望があれば補聴器などによる音響療法

グレード3　重症

ＴＨＩの点数が50点以上。

耳鳴りに対する不安や心配が強まり、強いイライラや集中力の低下を感じている。

耳鳴りのせいで眠れないと訴える人。
■治療方針　カウンセリング（耳鳴りの詳細な説明）＋補聴器などによる音響療法

グレード4　重症（うつを併発）

ＴＨＩの点数が50点以上で、うつ症状がある。

耳鳴りに対する不安や心配が強まり、強いイライラや集中力の低下を感じている。

耳鳴りのせいで眠れないと訴える。

うつ的な傾向が現れ、「気分の落ち込み」や「耳鳴りのせいで、毎日が楽しくない」と訴える人。うつの症状がさらに顕著《けんちょ》になると、仕事を辞めたり、家に引きこもったりして、通常の社会生活ができなくなる。

グレード3との違いは、不安が非常に強いこと、うつ症状があること。
■治療方針　カウンセリング（耳鳴りの詳細な説明）＋補聴器などによる音響療法＋

不安やうつに対する専門科（精神神経科や心療内科）での治療

次に、それぞれのグレードの治療について詳しくお話ししていきましょう。

正しい理解で耳鳴りの半数はその場で治る

グレード1〜2（軽症〜中等症）に該当する人は、耳鳴りの患者さん全体の約4分の3です。最近、耳鳴りが気になるようになったという病歴の浅い人たちの多くが、このグループに入ります。

私たちのグループは、これら軽症から中等症の人には、まずカウンセリングを行います。内容は、以下の4点が中心になります。

カウンセリングの主な内容

①脳や体に耳鳴りに関わる重大な病気があるかを確認

②なぜ耳鳴りが起こるか、耳鳴りが発生するメカニズムを説明

③なぜ耳鳴りが悪化するのか、脳の苦痛のネットワークを説明
④治療内容を説明（必要であれば、家庭でできる音響療法を紹介）

耳鳴りを悪化させるきっかけは、患者さんが抱く不安や心配です。

「この耳鳴りは、脳腫瘍《のうしゆよう》などの重大な病気の前兆なのではないか」

「耳鳴りがだんだんひどくなって、最後には耳が聞こえなくなってしまうのではないか」

「耳鳴りの音がもっと大きくなっていくのではないか」

こうした考えが、患者さんの頭の中を堂々巡りして、脳内の「苦痛のネットワーク」が形成されていきます。それによって、耳鳴りの症状がさらにつらいものとなり、耳鳴りを強く意識する悪循環に陥っていきます。

そのため、耳鳴りの治療では、患者さんの心理的な不安や心配を解消することが重要なのです。

そうした不安や心配を払拭《ふっしょく》するのが、カウンセリングに先立って行う各種の検査です。検査によって、脳や体に明らかな病気がないことを確認します。

多くの場合は、脳や体に耳鳴りに関わる重大な病気は発見されません。そもそ

うした病気があるのならば、先にそちらの治療に取りかかっているはずです。

検査の結果から、患者さんは耳鳴りが重大な病気の兆候ではないことを確信できます。これによって、耳鳴りの悪化を止める最初のハードルを越えるのです。

患者さんの次の疑問は、「それでは、どうして耳鳴りがあるのだろう?」ということです。

そこで、私は、原因不明といわれていた「耳鳴りが発生するメカニズム」についてお話しします。患者さんの立場では、「原因不明」「年のせい」と説明されてきた耳鳴りについて、初めて論理的な説明が与えられたことになります。

耳鳴りについて正しい情報を知ってもらえば、「耳鳴りは、心配していたほど重大な病気ではない」と理解してもらえます。

次に、脳内の苦痛のネットワークについて解説します。その際には、53ページのような脳内の働きを示したイラストなどを用い、説明内容をイメージとして受け止めてもらえるように努めています。

脳内で形成される苦痛のネットワークのベースになっているのが、耳鳴りに対する不安や心配という感情です。

検査の結果や論理的な説明があれば、苦痛のネットワークの中で強められていた

「不安」「注意」「認知」といった脳の働きが弱くなります。検査の結果と合理的な説明で安堵《あんど》・安心することによって、耳鳴りに対するこだわりがなくなり、それほど気にしなくてもいいのだと思えるようになるのです。

こうしたカウンセリングの手続きを踏んでいくと、グレード1〜2（軽症〜中等症）の人であれば、大半がこの段階で納得して治療は終了します。つまり、カウンセリングだけで耳鳴りがそれほど気にならなくなり、治療が必要ないのです。

そのため、私が勤める済生会宇都宮病院《さいせいかいうつのみやびょういん》では、耳鳴りの患者さんの半数以上は、カウンセリングだけで納得して帰っていきます。薬を出す必要もありません。

耳鳴り自体への治療は行っていませんから、病院から自宅に帰り、静かな環境に身を置けば、また耳鳴りがすることもあるでしょう。

「耳鳴りが聞こえても、それ自体は大したことではない。体に大きな害にもならないから、大丈夫」

患者さんが不安や心配から解放され、このように考えられるようになれば、耳鳴りは恐れるものではありません。もはや、治ったのと同じではないでしょうか。

耳鳴りの症状が軽症〜中等症でも、病院を訪れるような人の中には、耳鳴りが気になって、日常生活に影響が出始めている人もいます。そうした人でも、検査やカウンセリングなどで、耳鳴りに対する不安や心配が解消し、症状に対するこだわりがなくなると、生活の質（ＱＯＬ）の高い暮らしを回復できます。

耳鳴りが消失しなくても、それを気にせず、質の高い暮らしを維持できるようになるのならば、それは治ったと解釈できると私は考えています。

家庭でできる音響療法のやり方

グレード２の中で、心理的な苦痛度がやや高い人（ＴＨＩの点数が50点に近い人）の中には、カウンセリングで説明を受けても、静かなときに耳鳴りが聞こえるとイライラする人がいます。また、耳鳴りが気になって寝付きが悪いという人もいます。

こうした人たちには、家庭でできる簡単な音響療法を紹介しています。

音響療法には、２つのポイントがあります。

音響療法の２つのポイント

①耳鳴りの音が際立つ静かな場所になるべく身を置かない

②豊富な音に囲まれた生活環境に身を置くようにする

しんとした静かな場所では、耳鳴りの音が際立ちます。音が際立つと、再び耳鳴りに意識が向くため、生活空間の中に静かな場所をなるべく作らないように配慮することが大事です。

たとえば、家にいる間は音を流しておくといいでしょう。長時間、聞いていても不快にならない音でお勧めなのは、川のせせらぎや波の音、滝の音などの自然音です。大きなＣＤショップなどに行けば、ヒーリングのコーナーに、こうした自然音のＣＤはたくさん置いてあります。

就寝時にも、こうしたＣＤを流しておくと、寝付きやすいはずです。

なお、これらのＣＤは、大きすぎる音でかけないことがコツです。ＣＤの音が大きすぎて耳鳴りがまったく聞こえないのでは意味がありません。

家庭でできる簡単な音響療法の目標は、耳鳴りの音に慣れて気にならなくなることです。気にならなくなるためには、ほかの音といっしょに耳鳴りの音も常時聞こえていることが大事なのです。

たとえば、あなたが聞いている耳鳴りの大きさを10とします。静かな場所で、周囲の音の大きさが1しかないとすると、耳鳴りは周囲の音より9も際立って聞こえます。

しかし、耳鳴りの10よりも少し小さい8〜9の大きさの音で、川のせせらぎの音を流すとします。8〜9の音を入れることで、あなたの耳鳴りの音は1〜2になります。

これが、耳鳴りの音を相対的に小さく感じさせて、脳を慣らす音響療法です。

ご家庭で音響療法をしばらく試してもらい、それでも改善しなかった（患者さんが苦痛を感じている）ようならば、グレード3の治療法を試みます。

なお、患者さんが難聴による不自由を自覚している場合は、初めから補聴器による音響療法を試みることもあります。

劇的な効果を上げる補聴器のリハビリ

グレード3は、耳鳴りの患者さん全体の約2割です。

重症のため、グレード1〜2の人よりも、さらに詳細なカウンセリングを行います。

そして、治療内容では、難聴がある人には補聴器を勧め、難聴がない人にはサウンドジェネレーター（30ページ参照）を勧めます。

難聴があると、脳に送られる電気信号のうち、難聴が起こっている特定の周波数の電気信号が弱まります。脳は鋭敏にそれを察知すると、弱まっている電気信号をよく聞き取ろうとして、その音域の電気信号を強くしようとします。この結果、脳が過度に興奮し、耳鳴りが生じます。

補聴器は、この聞こえが悪くなっている音域の音を大きくして聞こえやすくします。つまり、弱まっていた部分の電気信号が補聴器によって補正され、正常に近い電気信号として脳に届けられます。すると、脳の過度な興奮が治まり、耳鳴りがやむのです。

このように、脳を変えることで耳鳴りを治すというのが、補聴器による治療の眼目です。

脳の過度な興奮を抑えるためには、ある程度の時間が必要になります。補聴器による「聞こえの脳のリハビリテーション」と呼んでいますが、ほかのリハビリと同様、1回で終わりということはありえません。時間をかけて訓練することで、脳を変えていくのです。

また、リハビリをしながら、補聴器の細かい調整も同時に行っていく必要があります。

私たちは、このリハビリに要する期間を3カ月間としています。この3カ月の間は、週に1回通院してもらい、補聴器の調整などを行います。

済生会宇都宮病院には、この治療のために、東京などの県外からも多くの人が通ってきます。この治療法で、耳鳴りの症状が劇的によくなるからこそ、遠方からも通い続ける人がいるのです。

また、3カ月の通院を面倒と思う人は、この治療に向いていないのかもしれません。補聴器による「聞こえの脳のリハビリテーション」では、「自分で耳鳴りを治そう」という強い意志を持つ能動的な人が効果を出しています。

別のいい方をすれば、耳鳴りによる苦痛が大きく、どうしても治したいと切望している人に向いている治療といえそうです。

この治療が効果を上げている背景には、補聴器に関する1つの新しい考え方があります。次項では、そのことについて解説していきましょう。

補聴器の過去の使用法は間違っていた

「補聴器は高いばかりで役に立たない」など、補聴器に関する悪い噂《うわさ》を聞いたことがあるかもしれません。私の病院の外来にも、このようなことを訴えて受診される患者さんはたくさんいらっしゃいます。

そのような患者さんがなぜうまくいっていないのか、原因を調べていくと、補聴器の調整法や使用法の原則が私たちと違うことがわかりました。

補聴器の調整法・使用法の原則（うまくいかない場合）

①補聴器の音は、なるべく違和感のない音量に設定する。不快感が強い音があれば、その音を下げるように調整する。

②補聴器の使い始めは、短時間で静かな場所から始める。使用時間は、日ごとに徐々に延ばし、使用場所も徐々に広げていく。使い方は、基本的に患者任せにする（患者任せになっている）。

現在でも、補聴器販売店で補聴器を購入した場合には、大半の人がこのような原則に従って調整され、使用しているかもしれません。

ところが、私たちは、以下のようなまったく異なる原則を提案しています。

補聴器の調整法・使用法の原則（新戦略）

①補聴器の音の調整は、本来聞こえるべき音量を目標にする。最初はその70％程度で始め、その後は3カ月後に目標の音量になるように徐々に音を上げていく。基本的に音は下げない。

②補聴器の使い始めから長時間にわたって使用する。できれば、朝起きたら補聴器を付けて、夜寝る時に外す。つまり、基本的に就寝時や入浴時以外は外さない。

私たちは、補聴器を調整する際、初回から本来聞こえるべき音量の70％に設定しています。初めて補聴器を付けた患者さんは、70％ぐらいの音でも「うるさい」「音が響く」と必ずといっていいほどいいます。

難聴の人は、難聴があるために、普段、とても静かな世界に暮らしています。しかし、私たちの生活空間は多種多様な音に満ち溢《あふ》れています。聞こえが悪くなければ、それらの音が耳に届いているのです。

難聴の人は、補聴器によって音が次々と耳に飛び込んでくるようになると、車の音や足音、水の音など、何気ない生活音も不快なものとして感じてしまいます。静かな環境から、急に音が豊富な賑《にぎ》やかな環境になる、つまり、「聴覚環境が一新される」

からです。

補聴器によって聴覚環境が一新したとき、難聴の人は今まで聞こえていなかった音がドッと流れ込んできて、うるさく感じます。その一方で、あれほどうるさく感じていた耳鳴りが、初回から明らかに小さくなります。中には、補聴器を装用した瞬間から、耳鳴りがまったく聞こえなくなる人もいます。

これこそ、初回から患者さんがうるさく感じる大きな音を入れることの効果です。補聴器にまず慣れてもらおうと、音量を小さく設定すると、不快感はありません。その代わり、耳鳴りもよくならないのです。

また、補聴器にまず慣れてもらおうと、短時間しか使用しないと、一新された聴覚環境に、脳がいつまでも慣れません。結果的に脳がいつまで経《た》っても変わらないのです。

耳鳴りを改善し、脳を変えるためには、この新たな2原則はどうしても必要なことです。難聴がないころに入っていた音量を脳に入れ続けることで、脳が変化します。そして、聞こえの脳の働きを正常に近づけていくことで、耳鳴りが改善していくというわけです。

耳鳴りに関する研究を世界的に見ると、補聴器によって耳鳴りが改善したという報告はあります。しかし、私たちのグループの研究成果ほど、明らかに耳鳴りが改善したという事例が揃っているデータは、世界的に見てもありません。

これは、補聴器の使用方法が、おそらく私たちの方法と異なるからではないかと推測します。

脳を変える最初の1~2週間が特に大事

この補聴器による「聞こえの脳のリハビリテーション」で、最もつらいのは最初の1~2週間です。

しかし、ここで補聴器の音量を小さくせず、寝ているとき以外は装用し、ある程度我慢してもらうことが重要です。

補聴器によって新たに聞こえるようになった音は、うるさく、不快な音です。脳が新たな音に慣れていないため、意識が余計に音に向いてしまい、必要以上に音が響きます。

ただし、この新たに聞こえている音は、耳鳴りと大きく違う点があります。

それはそれらの音が、本来、聞こえていたはずの音だという点です。そして、本人にとってプラスになる音なのです。耳鳴りは生活にマイナスしかもたらしませんが、補聴器で新たに聞こえる音は多くのプラスをもたらします。

その筆頭に挙げられるのが、他人の話し声です。今までうまく聞き取れなかった他人の言葉が聞き取れるようになり、会話がスムーズにできるようになります。リハビリを始めたばかりの人が、音を不快に感じながらも我慢して続けられるのは、このように生活面で大きなプラスがあるからなのです。

こうして1週間も経てば、脳が新たな聴覚環境に慣れ、次第にうるさいと感じなくなってきます。それには、補聴器の音量を小さくせず、毎日長い時間装用していることが前提となります。

1週間毎の診療では、補聴器を調整し、最初70％だった音量を徐々に大きくしていきます。最終的には、本来聞こえるべき音量100％を目標にします。

補聴器を使い始めたときから、多くの場合、耳鳴りはずいぶん軽減します。時間が経つうちに、補聴器を外しても耳鳴りの音は小さくなっていきます。

中には、耳鳴りが完全に消えた人も出てきます。補聴器によるリハビリによって、脳を変えることに成功したのです。

このリハビリを始めると、多くの人が自分の耳鳴りを忘れてしまいます。特に難聴でも困っている人に、この傾向は顕著に現れます。このような人たちは診療で会っても、私が耳鳴りを話題に上げない限り、耳鳴りについて口にすることはありません。「音がうるさい」「音が響く」「車の音がうるさくてつらい」といった不快な音に関する話題が本人の口から出ることはあっても、当初の訴えであった耳鳴りに注意が向かないようになっているのです。

これは、リハビリが順調に進んでいる証拠です。

リハビリが進むうち、患者さんの訴えは、補聴器の音の不快感から、「もっと聞き取りをよくするには、どうしたらよいか」「会議やパーティ会場で聞き取りにくいのだが、どうしたらよいか」「電話での聞き取りが悪いが、どうしたらよいか」といった具体的でポジティブな相談に変化していきます。

こうなってくると、診察中、私が耳鳴りのことを質問しても、ほとんど関心を示しません。最初、あれほど耳鳴りのつらさを訴えていたにも関わらず、「耳鳴りのことで何か騒いでいましたっけ?」といった様子なのです。

もちろん私は、こうしたポジティブな関心の変化を歓迎します。

これこそ脳の中に形成されていた苦痛のネットワークが解消し、耳鳴りに対する注意や認知の活性が低下し、耳鳴りの症状が治りつつあることを示しているからです。

逆にいえば、補聴器を付けても、患者さんが耳鳴りにこだわっているようならば、どこかに問題があるのです。たとえば、「耳鳴りが消失しなければダメだ」などと、耳鳴りをゼロにすることに固執していたり、もしくは、補聴器によってじゅうぶんな音が脳に届いていなかったりする可能性があります。

そのようなときには、治療の戦略を見直さなければなりません。

聴覚過敏も補聴器の治療で治る

聴覚過敏《ちょうかくかびん》という症状があります。音が響いたり、割れたりするように感じることが多く、通常であれば、気にもとめない音でも、うるさく感じられる症状です。

聴覚過敏の症状が悪化すると、常に耳栓《みみせん》をしたり、音が怖くなって外出できなかったりすることもあります。そうした人にとっては、自動車のクラクションや子どもの大声、ドアの開閉音、食器のガチャガチャいう音などが、耳に突き刺さるように響きます。

聴覚過敏は、原因が不明のため、明確な治療方法は確立されていませんが、耳鳴りと関連のあることがわかっていました。

私たちのグループは、この聴覚過敏の治療として補聴器を取り入れることを始めました。まだ短期間ですが、補聴器は難聴に伴う聴覚過敏の患者さんに対して大きな改善効果を示しています。

この聴覚過敏への治療も、耳鳴りとほぼ同様の治療と考えていただいていいでしょう。

聴覚過敏の人が補聴器を付けると、音が異常に響いて不快です。このため、聴覚過敏の人が補聴器を付ける際には、これまでは音量を小さく設定していました。

しかし、これでは効果が出ません。

私たちは、聴覚過敏の治療を耳鳴りと同様に考えました。つまり、聴覚過敏の人も、ある音域に対して脳が過度に興奮していると仮定したのです。この興奮を抑えるために、補聴器によって周囲の音をある程度の音量で長時間聞いてもらい、脳を変える必要があると考えました。

聴覚過敏の人が補聴器を付けると、当然、音がひどく響き、不快に感じます。ただし多くの患者さんが、「補聴器をつける前の響きとは違う響き」といいます。

その音は患者さんにとってプラスの音になっていることが多いのです。そのような状態になっていれば、それを続けることで、聴覚過敏の症状が大きく改善することが判明しました。

聴覚過敏への治療は、まだ端緒《たんしょ》についたばかりです。この治療は、補聴器を使って脳を変えるという新たな可能性を示すものと考えています。

脳を変えるには長時間の補聴器装用が必要

ここでは、補聴器による「聞こえの脳のリハビリテーション」によって、耳鳴りが改善した例をいくつか紹介しましょう。

なお、プライバシーに配慮し、名前は仮名とし、経緯の一部を変更しています。ご了承ください。

最初は、老人性難聴のケースです。

1 老人性難聴のケース

安藤真澄《あんどうますみ》さん（81歳）

安藤さんは、20～30年前から左右の耳に耳鳴りが起こり、徐々に悪化していきました。最初は近所の耳鼻科に通っていましたが、改善せず、私の所属する済生会宇都宮病院にやって来ました。

初診時には、耳鳴りが常に気になり、夜も眠れないと自らの状態を訴えられました。そのため、睡眠導入剤を毎晩飲んでいました。

心理的な苦痛もかなり強く、ＴＨＩの点数は84点で重症に分類されます。治療の段階は、うつのないグレード３です。

治療では、安藤さんに補聴器を使ってもらうことにしました。補聴器を付けた途端、聞き取りはよくなり、耳鳴りが小さくなったということです。

しかし、その後はなかなかうまく改善に至りません。

安藤さんには１週間ごとに来院していただき、その度に補聴器の調整をしていましたが、補聴器の音に慣れず、「補聴器の音がうるさい」という訴えがありました。

耳鳴りは、補聴器を付けているときには聞こえないが、外すと聞こえてつらいということでした。

このような状況を生んでいるのには、明らかな理由がありました。見た目を気にした安藤さんは、補聴器を1日5時間程度しか付けていなかったのです。

補聴器を使っている時間が短いため、脳を変えることができず、新しい聴覚環境に慣れません。この停滞状態が、初診時から半年の間続きました。

しかし、半年を過ぎたころから、安藤さんは補聴器を付けたときの見た目にこだわらなくなりました。常時、補聴器を付けるようになったのです。

その後は、安藤さんの悩みは、「講演会やレストランでの聞き取りがよくない。これをよくするようにはどうしたらよいか」など、ポジティブなものに変わっていきました。

こちらが、耳鳴りに関する話題を持ち出さない限り、耳鳴りについては忘れているようです。念のために確認すると、補聴器を常時つけているので、耳鳴りは気にならなくなったといいます。

この段階で、ＴＨＩの数値が84点から8点に下がりました。耳鳴りの苦痛が激減したのです。

それから3年が経っていますが、現在でも、定期的に来院されます。そのときに話題になるのは、補聴器の聞き取りに関することのみです。就寝時に補聴器を外しても、耳鳴りがすぐに出ることはなくなったといいます。また、最近は、睡眠導入剤も飲まずに眠れるようになったということです。

安藤さんの例からもわかるように、脳を変えるためには、補聴器の長時間装用が1つのカギとなります。最初は不快に感じても、就寝時以外は外さないことが大事です。

突発性難聴の耳鳴りも補聴器での治療が効果的

次は、突発性難聴のケースを取り上げてみましょう。

2 突発性難聴のケース

馬場《ばば》秋江《あきえ》さん（65歳）

馬場さんは、2004年のある日、突然、突発性難聴を発症しました。最初は左耳の聞こえが悪くなり、徐々に耳鳴りにも悩むようになっていきました。

耳鳴りのために不眠症に悩み、自宅近くの内科で抗不安薬を処方されました。この薬を飲み、毎晩、なんとか眠っていたということです。

その後、耳鳴りはさらに悪化し、やはり近所の耳鼻咽喉科《じびいんこうか》を受診したところ、また違った種類の抗不安薬を処方されました。その薬を飲んだところ、耳鳴りが増悪《ぞうあく》し、めまいも併発するようになりました。救急外来を受診してMRI（核磁気共鳴画像法）などの検査を受けましたが、異常は見つかりません。その後も耳鳴りが続いたため、私の所属する済生会宇都宮病院を受診されました。

THIに答えてもらうと数値は80点で、重症です。治療の段階では、グレード3に入ります。

耳の検査をすると、右耳は正常ですが、左耳には高度の難聴がありました。高度の難聴のため、治療に補聴器が果たして役立つのか疑問もありましたが、馬場さん本人が治療に意欲的なために試すことになりました。

補聴器を初めて付けた際には、聞き取りはじゅうぶんではなかったものの、耳鳴りは少し小さくなり、楽になったということです。その後、1日15時間以上も補聴器を付けるようになると、耳鳴りはほとんど気にならなくなりました。

治療開始後3カ月では、耳鳴りはまったく気にならなくなりました。生活がとても楽しくなり、補聴器を付けて本当によかったと話されました。抗不安薬の服用もやめましたが、問題なく眠れているということです。

この時点で、ＴＨＩの数値は80点から8点まで改善しています。補聴器の音にも慣れ、補聴器での聞き取りはじゅうぶんではないものの、1対1の対話やテレビの音の聞き取りなどでは不自由はなくなりました。そして、講演会やレストランでの聞き取りをよくしたいという相談がありました。

耳鳴りと難聴によって低下していた生活の質が、補聴器による「聞こえの脳のリハビリテーション」によってアップしたのです。日常生活には、もはや支障がないところまでよくなりました。

馬場さんの例を見ても、老人性難聴ばかりではなく、突発性難聴による耳鳴りにおいても、補聴器が確かな効果を上げることがわかります。

突発性難聴では、発症時にただちに治療を行うことが大事です。早期に治療を行わないと、難聴が治らないことがあります。

治療しても難聴が治らなかった場合、難聴自体を治すことはできませんが、補聴器による適切なトレーニングにより、聞き取りでの不自由をいくらか改善させることは可能になります。そして、重症の耳鳴りでも改善することは可能なのです。

難聴がない人のための音響療法

耳鳴りに悩む人のうち、難聴がないのは10％以下です。

ただし、自分では難聴がないと思っている人でも、検査をしてみると難聴が見つかることがあります。

難聴のある周波数が限られていても、その音域の音を補聴器で脳まで入れることにより、耳鳴りはよくなります。よって、難聴の自覚がない人でも、検査上、難聴が少しでもあれば、補聴器は治療に有効です。

しかし、聴力検査でどの周波数にも難聴がなければ、治療に補聴器を使うことはできません。

こうした人には、家庭でできる音響療法やサウンドジェネレーター（30ページ参照）を使った治療をお勧めします。どちらも、耳鳴りを治すのではなく、耳鳴りに慣れるものです。

ここでは、サウンドジェネレーターを使った治療例を紹介しましょう。

3 難聴のない耳鳴りのケース

加藤雅彦《かとうまさひこ》さん(73歳)

加藤さんは、数年前から左耳の耳鳴りに悩んでいました。あるときからは、夜間に突然「キーン」という高音の耳鳴りがするようになり、すんなりと寝付けなくなりました。

4カ月間、近所の耳鼻咽喉科に通い、そこで処方された薬を飲んでいました。それでも改善せず、私の所属する済生会宇都宮病院を受診されました。

THIに答えてもらうと、数値は60点です。苦痛度や生活の支障度は重症に分類されます。寝付きが悪くて加藤さん本人の不安も強く、治療の段階はグレード3に該当すると考えられました。

加藤さんは純音聴力検査では難聴がなかったので、カウンセリングののち、睡眠導入剤を飲んでもらったうえで、就寝時に音楽を聞く音響療法を試してもらうことになりました。その結果、夜間の耳鳴りは改善し、寝付きはよくなりました。

しかし、THIの数値はあまり変わりませんでした。苦痛や生活の支障は、未だにあるということです。

そこで、本人の希望もあり、サウンドジェネレーターを使い始めました。すると、日中の耳鳴りが改善しました。さらに、睡眠導入剤を使わずに眠れる日が出てきたのです。

サウンドジェネレーターを使い始めて6カ月で、ＴＨＩの数値は30点まで下がり、強く感じていた不安も軽快しました。

その後、サウンドジェネレーターの使用は、耳鳴りがしたときのみになりました。開始後３年では、サウンドジェネレーターをほぼ使わずに済むようになりました。

この時点で、ＴＨＩの数値は22点です。カウンセリングで不安を解消し、サウンドジェネレーターにより耳鳴りに慣れて、脳にある苦痛のネットワークを解消できたことが、ＴＨＩの数値の改善に貢献したと考えられます。

加藤さんの例は、サウンドジェネレーターが効果を挙げたケースといえるでしょう。

周囲の音が聞こえない原因は耳鳴りではない

耳鳴りがあっても難聴のない人は、10人におよそ1人です。耳鳴りがあれば、10人中9人は補聴器を治療に使えます。

補聴器を治療に使う難聴の人は、「難聴の自覚がある人」と「難聴の自覚がない人」の2パターンがあります。

難聴の自覚がある人は、日々の生活で難聴による不便を実感しています。そのため、補聴器を付けることに心理的な抵抗はさほどありません。

難聴の自覚がない人は、補聴器を付けることに心理的な抵抗を持ちがちです。そして、このパターンの人は実は少なくないのです。

老人性難聴の場合、難聴は加齢によって徐々に進行していきます。このため、ご本人が難聴に気づいていないケースがしばしばあります。周囲に指摘されなければ、本人が難聴に気づくのは症状がよほど進んでからというケースが多くあります。

こうした人は、補聴器を付けたがりません。「補聴器＝年寄りくさい」といったイメージがあるからです。

先に紹介した安藤さんも、当初、補聴器を付けた姿を他人に見られるのを嫌がりました。そのため、装用時間が短くなり、治療の効果がなかなか現れませんでした。また、難聴の自覚があるケースでも、特に生活で支障がないという人は、補聴器を嫌がります。

こうしたケースでは、私たちは補聴器の効果を説明しますが、ご本人にやる気がなければ、補聴器による治療は行いません。この治療は脳のリハビリテーションなので、ご本人にやる気がなければ、どんなによい治療でも効果が出ないからです。

また、難聴を自覚しているものの、その難聴は耳鳴りによって起こっているものと思い込んでいる人もよくいます。

聞こえが悪いのは、難聴があるためです。そもそも耳鳴りの音量は、非常に小さいものです。耳鳴りの音量は5～10 dBといわれています。図書館の静けさが30 dBですから、耳鳴りはほんとうに小さな音なのです。

しかし、耳鳴りに悩む人にその音量を聞けば、「頭上を貨物列車が通過しているほどの音」と答えます。この音量のために、周囲の音が聞こえないというのです。

そのような人には、耳鳴りの音量の小ささを説明し、「あなたの聞こえが悪いのは、実は難聴のためなのです」と、患者さんの聴力検査結果などを示して説明します。

そして、補聴器でしっかり脳に音を入れれば、耳鳴りだけでなく難聴も改善する可能性があることを話し、補聴器による治療を提案します。

補聴器を使って治療を行うことを選択するのは、最終的には患者さん本人です。やりたくないという人に、無理に補聴器を勧めることはありません。補聴器の費用もかかりますし、治療には3カ月の期間も必要です。患者さんがきちんと納得したうえでないと、治療を進められないのです。

難聴があっても、補聴器を選択しない人には、先の加藤さんの例のように、家庭でできる音響療法を提案します。

また、重度の難聴の場合には、補聴器ではじゅうぶんに脳に音が入らないため、人工内耳《じんこうないじ》を勧めることがあります。一般的には、両耳に90dB以上の重度難聴があり、補聴器による治療を3～6カ月間試みて、難聴に対する効果がないときには人工内耳の手術が適応になります。

蝸牛《かぎゅう》に電極を植え込むのが人工内耳です。音を電極によって電気信号に変換し、聴神経を介して脳へ送り、音として認識させることになります。

重度の難聴では、電気信号が脳に極めて届きにくいために脳が過度に興奮し、耳鳴りが生じます。人工内耳によって、聞こえの悪くなっていた周波数の電気信号が脳にじゅうぶんに送られるようになると、脳の過度な興奮が治まり、耳鳴りが改善するのです。

なお、難聴は4つの段階に分けられます。以下に説明しておきます。

難聴の4段階

①軽度難聴　聴力レベル26～39dB

1mの距離で話した声を聞くことができ、復唱できる。講演会や会議といった聞き取りの難しい場面で、聞き取りが悪いと感じる。

②中等度難聴　聴力レベル40～69dB

1mの距離で話した大きな声を聞き、復唱することができる。雑音が鳴っていると、途端に聞き取りが悪くなる。

③高度難聴　聴力レベル70～89dB

耳に向かって張り上げた声のいくらかを聞き取ることができる。1対1の会話でも不自由を感じる。テレビのボリュームが非常に大きくなっている。

④重度難聴　聴力レベル90dB以上

耳元で張り上げた声でも聞き取りづらい。

うつは個別に対処する

症状の重さがグレード4の患者さんはうつを併発しています。私たちの病院の統計では、耳鳴り患者さんの5％以下と多くはありませんが、この方々は日常生活に支障をきたしています。

グレード4では、耳鳴り以外にも、不安やうつの治療も併せて行う必要があります。脳内で出来上がっている苦痛のネットワークの治療を、心療内科や精神神経科などの専門科の先生に任せます。

あまり知られていないかもしれませんが、うつになると感覚が鋭敏になることがあります。そのため、耳鳴りの音は余計に不快に感じられます。その結果、会社に行けなくなったり、外出できずに自宅に引きこもったり、人と対面することが怖くて他人に会えなくなったりなどの状況に陥りがちです。

耳鳴りと不安・うつ、この2つの治療を併行することで、治療効果は現れやすくなります。

グレード4になる背景には、患者さん個人のさまざまな問題があります。

たとえば、定年になり、仕事をリタイアした男性が急に耳鳴りに悩まされることがあります。こうした人は、今まで懸命にやってきた仕事がなくなり、人生の目標を失っているのかもしれません。暇と時間を持て余す現状に対する不満が、耳鳴りという形として現れていることもあります。

また、更年期《こうねんき》の女性特有の耳鳴りもあります。更年期には、ホルモンのバランスが崩れ、体が変わっていきます。自分の体の変調に心がついていけません。そうした心のつらさが、耳鳴りという形となって現れることもあるのです。

しかし、耳鳴りの背景にある人生の個別の問題に立ち入ることは、私たち医師にはできません。

グレード4に属する人には、人生の問題だけではなく、日常生活で実際に困っている問題が必ずあります。たとえば、不眠だったり、無気力だったり、不安だったりといった悩みです。今抱えているその悩みを、心の専門家の手を借りてまず楽にする必要があります。

もちろん、補聴器などを使った耳鳴りの治療を同時に進めていきます。

第1章で紹介したデータからもわかるように、補聴器による「聞こえの脳のリハビリテーション」は、耳鳴りに高い改善効果があります。耳鳴りの症状がほぼ消失したり、目立って改善したりする人の割合は7割近くです。

すぐによい結果が出るため、「耳鳴りが一生治らないのではないか」といった不安は早期に解消されます。これは、脳内の苦痛のネットワークにおける不安や注意といった働きを弱めることにもつながるのです。

また、補聴器を使い、聴覚環境が一新されると、今まで困難だった人とのコミュニケーションが可能になります。孤立し、孤独だった状態から抜け出すことができるのです。

このような治療の成果によって耳鳴りが解消し、今までの苦痛から解放された結果、患者さんの中には人生が大きく変わったという人も多いのです。

補聴器によって、相手の話が聞き取れるようになれば、円滑なコミュニケーションが再び可能になります。友人や家族との会話が増えます。家に引きこもりがちであった人が社交的になり、友人と頻繁に会うようになります。趣味を始めたり、旅行に出かけるようになったり、大いに人生を楽しめるようになるのです。

耳鳴りの治療を通じて、希望ある人生に新しく踏み出すことが可能なのです。耳鳴りの治療は、今後の新しい人生の可能性を開くための機会ともなるでしょう。

第4章

補聴器の選び方、治療法など12のQ&A

この章では、「聞こえの脳のリハビリテーション」や耳鳴りなどに関して、患者さんからの代表的な12の質問にお答えしました。

Q1 耳鳴りの専門的な診察を受けたいのですが、どの医療機関に行けば受けることができますか？

A1

耳鳴りについての一般的な診察であれば、どこの耳鼻咽喉科《じびいんこうか》でも受けることができます。ただし、最新の知識や治療法を、どこの耳鼻咽喉科医でも知っているわけではありません。

デンマークのコペンハーゲン北部に本拠地を置く補聴器メーカーであるワイデックス社のホームページには、耳鳴りの診療に力を入れている日本の「耳鳴りの専門的外来を実施している医療機関リスト」が載っています（http://japan.widex.com/ja-jp/hearing/tinnitus/hospital_tinnitus/）。これと同じリストを178ページに掲載してあります。

耳鼻咽喉科医の中には耳鳴りの診療を敬遠したり、面倒に思ったりしている人も少なくありませんが、このリストの医療機関では、耳鳴り診療に真摯《しんし》に取り組んでいると思われます。

ただし、治療の内容は各医療機関によって異なります。それぞれの医療機関で、治療方針や具体的な治療内容、治療にかかる金額などをご確認ください。

Q2 補聴器はどれくらいの費用がかかりますか？

A2

補聴器の値段は安いもので４万円程度から、高いものだと50万円近くするものもあります。当科で使用しているものの平均は、片方の耳の使用（補聴器1つ）で約10万円が目安です。両耳の使用（補聴器２つ）で、約18万円が目安になります。補聴器２つ併せて購入すると、大抵の場合には割引があるからです。

現在、補聴器はかなり進歩しており、このランクの補聴器であれば、難聴の改善はもちろんですが、耳鳴りの治療のためにもじゅうぶんであることが多いのです。

値段が高額ならば、治療効果が高いわけではありません。聴力のレベルや難聴のタイプ（どの周波数に難聴があるか）で必要な補聴器のレベルがおおよそ決まります。

なお、障害者総合支援法における障害者の該当者には、難聴の程度に応じて補聴器の支給を受けられる制度があります。詳細は、現在お住まいの市町村の福祉担当窓口に問い合わせることをお勧めします。

Q3 もっと安価な補聴器ではダメですか?

A3 通信販売などで安売りしているものには、2万~3万円台のものもあります。しかし、これらは機能から見ると、補聴器ではなく、集音器といえそうです。

耳鳴りの治療をするには、その人の難聴の度合に合わせた微調整が必要です。安価すぎる補聴器や集音器では、こうした調整が難しく、少なくとも耳鳴りの治療には使えません。

Q4 補聴器には、どのようなタイプと特徴がありますか? 購入の際に知っておいたほうがよいポイントを教えてください。

A4

補聴器は、大きく分けて以下のような3タイプがあります。

補聴器の3タイプ

①ポケット型
②耳掛け型
③耳穴型

①のポケット型は、耳に差し込むイヤホンと補聴器の本体が分かれているものです。本体をポケットに入れて使います。比較的安価ですが、今ではほとんど使われていません。

②の耳掛け型が、現在、最も使われているタイプです。耳掛け型は、文字通り耳に掛けて使うもので、本体が耳の裏側に隠れるような作りになっています。以前は大きくて目立つものも多かったのですが、最近はテクノロジーの進歩で小型化して、一見しても分からないようなものが増えています。難聴のレベルや型に関係なく、どんな難聴にも対応できることが強みです。

ただし、高度から重度の難聴には、耳掛け型の中でも、「パワー型」と呼ばれる出力の強いものを選ぶ必要があります。

③の耳穴型は、サイズが小さく、耳の穴に入れて使います。大部分が耳の穴に入るタイプと、耳の穴にすっぽり入るタイプがあります。目立ちにくいという利点がありますが、サイズが小さくなることでスピーカーも小さくなるので、出力が弱く、中等度の難聴までしか対応できないものがほとんどです。

Q5 国内メーカーと海外メーカーで、補聴器の性能に違いはありますか？

A5 性能に大きな違いはありません。しかし、メーカーによって、音質の違いはあります。

国内メーカーの補聴器は、低音が多い日本語の特性に対応して、低音部がしっかり聞こえるものが多い印象です。一方、海外メーカーの補聴器は、音がクリアでシャープに聞こえる傾向があります。

どちらのメーカーの商品がいいのか、一概にいうことはできません。重要なのは、自分に合っているかどうかです。私たちは複数のメーカーの補聴器を試聴してもらい、自分の好みの音質の補聴器を患者さんに選んでもらうようにしています。補聴器を購入する際には、複数の種類の補聴器で音質や付け心地などを試し、自分がよいと思うものを選ぶといいでしょう。

Q6 補聴器を付けると目立ちませんか？

A6

現在の補聴器は進化しています。小さく、目立たなくなってきています。耳が隠れる程度に髪を伸ばしていれば、耳掛け型の補聴器であっても、髪に隠れてほとんどわからないでしょう。

以前は、耳の穴に入れて使う耳穴型の補聴器が目立たないと考えられ、多くの人が使っていました。しかし、現在では耳掛け型のものもさらに小型化して目立たないタイプが増え、また汎用性《はんようせい》も高いために人気です。

年寄りくさくてみっともないと、補聴器を付けることに抵抗を感じる人は、今でも少なくありません。

しかし、難聴がある程度進行した人は、補聴器を実際に試すことをお勧めします。

使ってみると、案外、目立たないものです。何より、生活の質が上がることを実感できるはずです。また、最近ではカラフルでオシャレな補聴器を使う方も増えてきています。

Q7 補聴器は両耳に使わないといけませんか?

A7

補聴器は、原則として難聴のある耳に使います。両方の耳に難聴があるのならば、両耳に使うことをお勧めします。

聴力検査すると、両方の耳に難聴があっても、耳鳴りは片方の耳だけという人もいます。

そのような場合に、耳鳴りのある耳にだけ補聴器を付けると、補聴器を付けた方の耳は聞こえがよくなり、耳鳴りが改善します。

しかし、これまで耳鳴りのなかった方の耳に、耳鳴りの症状が出てくることがあります。おそらく、そちら側の耳にも、最初から耳鳴りがあったのだと思います。片方の耳にあった強い耳鳴りが治まったため、耳鳴りがないと思っていた耳の耳鳴りが際立ったのだと考えられます。

このようなケースでは、結局、両耳に補聴器を使うことになります。

Q8 補聴器販売店で補聴器を買ったのですが、そこで新田《しんでん》先生の病院と同じようなトレーニングが受けられますか?

A8

まず受けられないと思います。

補聴器による「聞こえの脳のリハビリテーション」を受けた人は、当初、音の大きさを不快に思います。多くの人が、補聴器から入ってくる音量を小さくして欲しいといいます。一方、治療のためには、その音に慣れる必要があります。

しかし、補聴器販売店で、「補聴器の音が不快だ」というクレームが客から入れば、補聴器の音量を小さくするなどの対応をせざるを得ません。そうすると、じゅうぶんな音が脳に届きませんから、「聞こえの脳のリハビリテーション」は進みません。

そもそも販売店には医療者がいませんから、耳鳴りの診断や耳鳴りに関する詳細な説明もできません。

また、補聴器による耳鳴りの治療には、3カ月間、補聴器の細かい調整が必要です。

これをサポートするのが、「言語聴覚士」という国家資格を持った専門家です。当科には聴覚専門の言語聴覚士が常勤で在籍しており、協力して耳鳴りの治療を行っています。

言語聴覚士とは、理学療法士などと共に、リハビリに関わる専門職です。言葉の障害や聞こえの障害がある人に、必要に応じて訓練や指導、助言などを行います。言語聴覚士のうちでも、聴覚分野のリハビリを専門に扱えるプロフェッショナルは、今でもとても少ないのが現状です。

Q9 補聴器による「聞こえの脳のリハビリテーション」では、3カ月間、週1回の通院が望ましいとのことです。それほど頻繁には通えないため、1年間、月1回の通院ではいけませんか？

A9 3カ月間、週1回の来院が望ましいというのは、ハードルの高い治療方法であると、私自身、承知しています。

なぜ週1回をお勧めしているかを説明します。

補聴器から新しく入れた音に、多くの患者さんは4日程度で慣れ、1週間もするとさらに音を上げられるようになります。つまり、週に1回通院していただくと、効率よく調整が進み、短期に治療効果が上がります。そのペースで治療を続けていくと、ほとんどの方が3カ月もすると目標のレベルに達します。

しかし、週1回必ず通院が必要というわけではありません。2週に1回、月に1回でも可能だと思いますが、それだけ治療期間が延びて、治療が間延びする可能性があります。

そうすると、患者さんのモチベーション（動機づけ）も続かないことが多いのです。「1年は無理だけど、3カ月ならばなんとかがんばってみる」という患者さんが多いのも、この期間とこの頻度をお勧めしている理由の1つです。

また、耳鳴りや難聴の脳が変わり、正常に近づいていくまでは、少なくとも3カ月間にわたって集中的に治療を行うことが必要と考えています。

したがって、週1回、3カ月というリハビリ期間が、今のところ最も効率的で、しかも効果が高いという判断です。

Q10 日本は、ほかの先進国ほど補聴器が浸透していないと聞きました。その理由はどこにあるのですか？

A10

欧米諸国では、補聴器の販売には国家資格が必要です。アメリカでは、「オージオロジスト」という国家資格が必要です。イギリスやドイツは、まず医師によって補聴器の処方が書かれ、それに基づき、国家資格（ドイツでは「補聴器音響技師」といいます）を持つ専門家が補聴器を調整します。

一方、日本では、補聴器を売るために必要な国家資格は存在していません。補聴器の専門家ではないメガネ量販店でも、補聴器が売られているのが現状です。中にはじゅうぶんな知識を持たない販売者も存在し、そこでは適切な調整やトレーニングが行われていないことが予想されます。

そんな現状ですから、「補聴器は高いばかりで役に立たない」という評判が広がっており、本来補聴器が必要な難聴者も補聴器を敬遠しているのだと思います。適切な調整やトレーニングを行えば、もっと多くの難聴の方が幸せになれると思うと残念でなりません。

また、耳鼻咽喉科医の中でも、補聴器に詳しい医師は多くはありません。

しかし、私の所属している日本耳鼻咽喉科学会は、補聴器相談医制度という制度を2005年に立ち上げました。そのおかげで、一定の知識と経験を有する補聴器相談医の数が増えてきており、今では耳鼻咽喉科医の4割近くになっています。

今後は、補聴器に精通した耳鼻咽喉科医が増えていくことが期待できるでしょう。

Q11 難聴が重症になるほど、耳鳴りも重症になりますか？

A11 難聴がひどくなったからといって、耳鳴りもそれに伴って重症化することはありません。

Q12 難聴になると認知症やうつになりやすくなるというのは本当ですか？

A12 耳は、外界から非常にたくさんの情報を取り入れる器官です。24時間、寝ている間も、耳は外界に向かって開かれており、音という情報を収集しています。脳に入る情報も、目より、耳から入る情報の方が多いといわれています。

このため、難聴になると、外界から入る情報が極端に減ります。脳に入る情報が激減するのです。

脳に刺激が入らなければ、脳が活性化される機会も少なくなります。当然ながら、それだけボケやすくなるのです。

また、言葉の聞き取りが悪くなると、言葉を発する機会も減ります。この悪循環が進行すると、コミュニケーションが上手に取れなくなり、難聴の人は周囲からどんどん孤立していきます。人と会いたくなくなり、気持ちが内向きになり、うつ傾向になってしまうのです。

難聴になると認知症に3倍なりやすくなるというデータもあります。ですから、難聴になったら、すぐに対策を講じる必要があるのです。

また、うつについても、同様のデータがあります。難聴になると、男性は3倍、女性は1・9倍、うつになりやすくなるといわれています。

第5章

耳鳴りの治療における注意点

耳鳴りを正しく理解する

第3章でも話しましたが、私の所属する病院を訪れる耳鳴りの患者さんの半数以上は、検査とカウンセリングだけで納得して帰っていきます。薬はもちろん、治療の必要もありません。

患者さんには耳の検査を受けてもらい、私がカウンセリングで耳鳴りが発生するメカニズムと、脳内の苦痛のネットワークについてお話しするだけです。

耳の検査で何も問題がなく、かつこれまで原因不明で心配や不安を増幅させていた耳鳴りのメカニズムを知れば、耳鳴りは恐れる必要がないと理性的に納得できます。原因不明というブラックボックスに入っていた「耳鳴りのしくみ」が、白日の下に晒《さら》されてみると、意外にちっぽけなものだったと気づくのです。

それによって、脳内の苦痛のネットワークが弱まり、耳鳴りはそれほど気にならないものとなっていきます。正しい情報を得て、安心し、心配がなくなれば、耳鳴りが鳴っていてもたいしたことはないと思えるようになるのです。

耳鳴りの不安や心配から解放され、

「耳鳴りが聞こえても、それ自体は大したことではない。体に大きな害もないから、大丈夫」

と考えられるようになれば、耳鳴りはもはや治ったといえるのです。

本書をここまで読み、「私の耳鳴りはもう大丈夫」と思った人も多いのではないでしょうか。

本章では、そんな人に向けて生活面での注意点や役立つ情報を紹介します。

また、まだそれほど楽観視できないという人に向けて、「考え方のコツ」やリラックス法を紹介したいと思います。

耳鼻咽喉科で一度は診察を受ける

本書をここまで読み、「もう大丈夫」と思った人でも、耳鼻咽喉科《じびいんこうか》での診察を一度は受けてください。

多くの人は、検査を受けても何も問題が出てこないと思います。その「問題が出てこないこと」が重要です。それによって、耳鳴りの余計な不安や心配を完全に払拭《ふっしょく》しましょう。

日常生活の注意点は、以下の４つです。これは、耳鳴りだけに関するものではなく、一般的に健康を保つための基礎的な土台でもあります。

①規則正しい生活を心がける
②バランスよく食べる
③運動を習慣化し、ストレス解消に努める
④じゅうぶんな睡眠を確保する

人は約24時間周期で変動する生理現象を持っています。「体内時計」などともいわれますが、このリズムによって、意志とは無関係に体を調整する自律神経《じりつしんけい》のバランスを取っています。

夜更かしなどによって、１日の生活リズムが乱れると、自律神経のバランスが崩れます。脳内の苦痛のネットワークは自律神経と密接に連動するので、不規則な生活によって自律神経のバランスが崩れると、脳内の苦痛のネットワークが活発化しかねません。

食事は、食べすぎを控え、各種の栄養素をバランスよく摂《と》ることが大事です。偏《かたよ》った食事が続けば、生活習慣病になる恐れもあります。耳鳴りがあるうえ、血圧や血糖値が高くなれば、病気に対する心配や不安が余計に膨らみます。その心配や不安が、耳鳴りを悪化させる要因ともなりかねません。

また、現に生活習慣病がある人の場合には、食事に対する配慮がより重要になります。

耳鳴りに悩む人は、栄養素の中でも、特にビタミンB群が大事です。代謝《たいしゃ》（体内での利用と排出）を促すビタミンB_{12}（サンマ、アサリ、シジミなどに多く含まれる）や、脳や体の疲れを補うビタミンB_1（豚ヒレ肉、玄米、ウナギなど）、疲労や老化の原因物質である過酸化脂質を分解するビタミンB_2（納豆、豚レバー、ウズラ卵、カレイなど）を、意識的に摂るといいでしょう。

タバコは禁止です。タバコは、ニコチンの働きで脳幹《のうかん》や内耳《ないじ》の血流量を減らし、耳鳴りを誘引することがあります。タバコの一酸化炭素は、脳や内耳への酸素供給量も減らします。

お酒は、適量ならばストレスの解消に役立ちますが、飲みすぎはよくありません。

香辛料は、神経を刺激して、耳鳴りの症状を悪化させることがあります。控え目がいいでしょう。

ストレス解消のために、適度の運動習慣も大事です。運動によって、代謝がアップして血行もよくなると、耳鳴りの予防や改善に役立ちます。

運動はウオーキングがお勧めです。1日に30分から1時間程度で、無理のないペースで歩きましょう。

耳鳴りの人の中には、人と会うのが嫌になり、家に引きこもる人もいます。そうなれば、慢性的な運動不足に陥り、寝付きは悪くなります。適度な運動によって、疲労感を覚えれば、寝付きもよくなります。

普段は耳鳴りがない人でも、一時的に耳鳴りが起こることがあります。

たとえば、睡眠不足であったり、疲れが溜《た》まっていたり、強いストレスを感じたりしているときです。睡眠不足や疲労、ストレスによって、全般的に体調不良の状態が続くと、耳鳴りが聞こえることがあります。

逆にいえば、睡眠不足や疲労、ストレスを解消し、体調が良好であれば、相対的に耳鳴りが発生するリスクを減らすことができます。

日常的に耳鳴りに悩まされている人にとっても、これは当てはまります。体調不良を改善し、心身ともに健康であるのならば、耳鳴りは起こりにくくなります。

健康的な状態をキープするためにも、日常生活での注意や配慮が重要です。そのためには、以上に挙げたような４つのポイントが重要です。

また、難聴がなくても、耳鳴りがひどくて夜も眠れない人には、家庭でできる音響療法をお勧めします。

家にいる間中、テレビやラジオを小さな音でかけっぱなしにしておくといいでしょう。また、ＣＤで好きな音楽や自然音を流しておいてもいいでしょう。就寝時には、１時間程度のタイマーをかけておくと便利です。

音響療法の詳しいやり方については、80ページを参照してください。

完璧主義者でも考え方は変えられる

耳鳴りがひどくなるタイプは、考え方に強いこだわりがある人です。その典型が、完璧主義者です。完璧主義者は、耳鳴りがなかなか治りません。耳鳴りが完全になくなるまで、納得しないからです。

先に説明したように、耳鳴りはだれにでもある脳の現象であり、消失させることは現実的ではありません。よって、「耳鳴りはなくならなければならない」という考えは、脳の苦痛のネットワークを悪化させるだけで、本人のプラスにはなりません。

耳鳴りの治療においては、このような考え方の傾向こそが、症状を悪化させていく元凶となります。性格はなかなか変えられませんが、考え方は努力次第で変えられることを覚えておきましょう。

耳鳴りの症状を悪化させる特徴的な考え方の例を、以下、いくつか取り上げてみます。

× 「耳鳴りが完全に消えない限り、私は幸せになれない」

↓

○ 「耳鳴りは完全に消えなくてもいい。耳鳴りがあっても、気にならなくなればそれでいい」

完璧主義者は、小さな音量でも、短時間でも、耳鳴りがするとそれを重大事のように捉《とら》えてしまいがちです。

そもそも、耳鳴りが治るとはどういうことなのでしょうか。

耳鳴りの治療の目標は、耳鳴りの症状を完全に消し去ることではありません。耳鳴りに悩む人は、耳鳴りによって生活になんらかの支障が出ています。耳鳴りの治療によって、生活上の支障が少なくなり、それに伴って心理的な苦痛が軽減し、以前よりも生活の質が上がればいいのです。

たとえ、まだ耳鳴りが鳴っていたにしても、耳鳴りを気にせずに毎日が充実するようになれば、それをもって治ったといっていいのではないでしょうか。

たとえば1日のうち、耳鳴りが5秒間でもしたら幸せではないというのであれば、いつまで経っても幸せにはなれませんし、耳鳴りの治療も永久に終わりません。

耳鳴りが完全になくなるという間違った目標を置くのではなく、現実的で到達可能な目標を目指してください。

その方が、きっと、早く幸せになれます。

×「昨晩は耳鳴りで眠れなかった。これが、今日から毎晩続くのだ」
↓
○「昨晩は、耳鳴りで眠れなかった。しかし、大抵の夜は最終的に眠っている。それほど心配することはないだろう」

耳鳴りに悩む人は、事態を悲観的に、深刻に見る傾向があります。一事を例に全体を決めつけてしまうことがあります。

一晩、耳鳴りがあって眠れなかったからといって、これから毎晩続くとは限りません。せっかちに結論を出さないことです。物事の陰だけを見るのをやめましょう。性急で悲観的な考え方が、結局、自分の首を絞めることになります。

しかも、こうしたネガティブな物の見方そのものが、脳内の苦痛のネットワークを強化します。その結果、耳鳴りが際立ち、いよいよ眠れなくなるのです。

× 「私は友達と夕食を楽しみたい。でも、耳鳴りがひどく、相手の言葉もよく聞き取れない。食事も味がせず、台なしだった」

↓

○ 「私は友達と夕食を楽しみたい。耳鳴りはひどかったが、友達に会えたことはうれしい。食事もおいしく、すばらしかった」

耳鳴りがあれば、会話や食事に集中できません。耳鳴りのせいで夕食を楽しめなかったというのは、仕方のない側面もあるのかもしれません。

しかし、悪い面ばかりを捉え、台なしだったと決めつける必要はありません。よいところもたくさんあったはずです。

友人と久しぶりに会えたこと、食事がおいしかったことなど、よい点を見つけてください。

耳鳴りがもたらす悪い点にばかり気を取られず、できるだけよかったところを探し、それを自分のために認めましょう。その思考が、結局は自分を助けます。

×「映画を見たが、耳鳴りのせいでまったく集中できなかった。耳鳴りがある限り、もう二度と映画を楽しめないだろう」

←

○「映画はすばらしかった。映画は楽しい。しかし、耳鳴りがひどいときには、楽しめないこともある」

耳鳴りがあれば、映画にじゅうぶん集中できないこともあるでしょう。集中できないことがストレスになり、イライラの原因となります。

そんなときには、「今回の映画鑑賞は楽しめなかった」と率直に認めていいでしょう。しかし、だからといって、「もう二度と映画を楽しめない」というのは大げさです。性急に結論づけることはありません。

映画に限らず、音楽や文学など、さまざまな芸術作品の価値を否定する必要はありません。映画や音楽、文学など、すばらしい芸術作品は、私たちに生きる力を与えてくれます。次の機会には、あなたに力を与えてくれるかもしれないのです。

そのチャンスをむざむざ遠ざける必要はありません。

×「この耳鳴りはきっと治らない」
↓
○「耳鳴りは、正しい治療法で多くが改善する」

「きっと治らない」と断定する根拠はなんでしょうか。

もしかしたら、これまで通った病院やクリニックで、医師から不用意な言葉を浴びせられたのかもしれません。

しかし、本書をここまで読んでもらえばわかるように、最新治療によって、耳鳴りを治せる事例が増えているのです。治らないと断定し、捨て鉢になることはありません。

否定的な考えは、脳内の苦痛のネットワークを強化し、耳鳴りを余計に治りにくくしてしまいます。

×「私は、耳鳴りに対処できない。弱くてバカだ」

↓

○「確かに耳鳴りに対処するのは難しいときがある。そんなときは、いろいろな対処法を試そう。うまくいったり、うまくいかなかったりするだろう。それが普通だ」

耳鳴りが悪化すると、自分ではどうにも対処できないこともあります。特に脳内に、苦痛のネットワークが形成されてしまっていれば、気にすればするほど耳鳴りが悪化します。すると、自律神経の乱れも生じて、それに伴って体にもなんらかの症状が出てくることがあります。

そんなとき、そんな自分をさらに責めれば、脳内の苦痛のネットワークが強化されてしまいます。

このようなときには、性急に結果を求めないことです。耳鳴りの治療がうまくいっている人でも、一時的に耳鳴りが大きくなることはよくあります。大きくなったり小さくなったりの波があるのが普通なので、一喜一憂しないことも大事です。性急に結果を求め、そこでつまずくと、さらなる自己否定が始まります。

耳鳴りに悩む人の中には、すぐに結果が出ないと気がすまない人が少なからずいるようです。性急に結果を求めず、ときにはうまくいかないこともあるのだと、できるだけ鷹揚《おうよう》に構えることができると、治療もよい方向にいくでしょう。

リラックスできる腹式呼吸

耳鳴りに悩まされがちなのは、完璧主義者のほかには、几帳面《きちょうめん》でまじめな人、せっかちでいつもイライラしている人などです。いずれにしても、こうしたタイプの人は気持ちに余裕がなく、なかなかリラックスできません。その結果、心理状態をより悪化させます。

腹式呼吸のやり方

①いすに座る、ベッドに横たわるなど、
リラックスできる姿勢を取る。

②右手を胸の真ん中に、左手をおなかに置く。
左手だけが動くようにおなかで呼吸をする。

③頭の中で、1、2、3とゆっくり数を数えて息を吸い込む。1、2、3とゆっくり数を数える間、息をとめる。

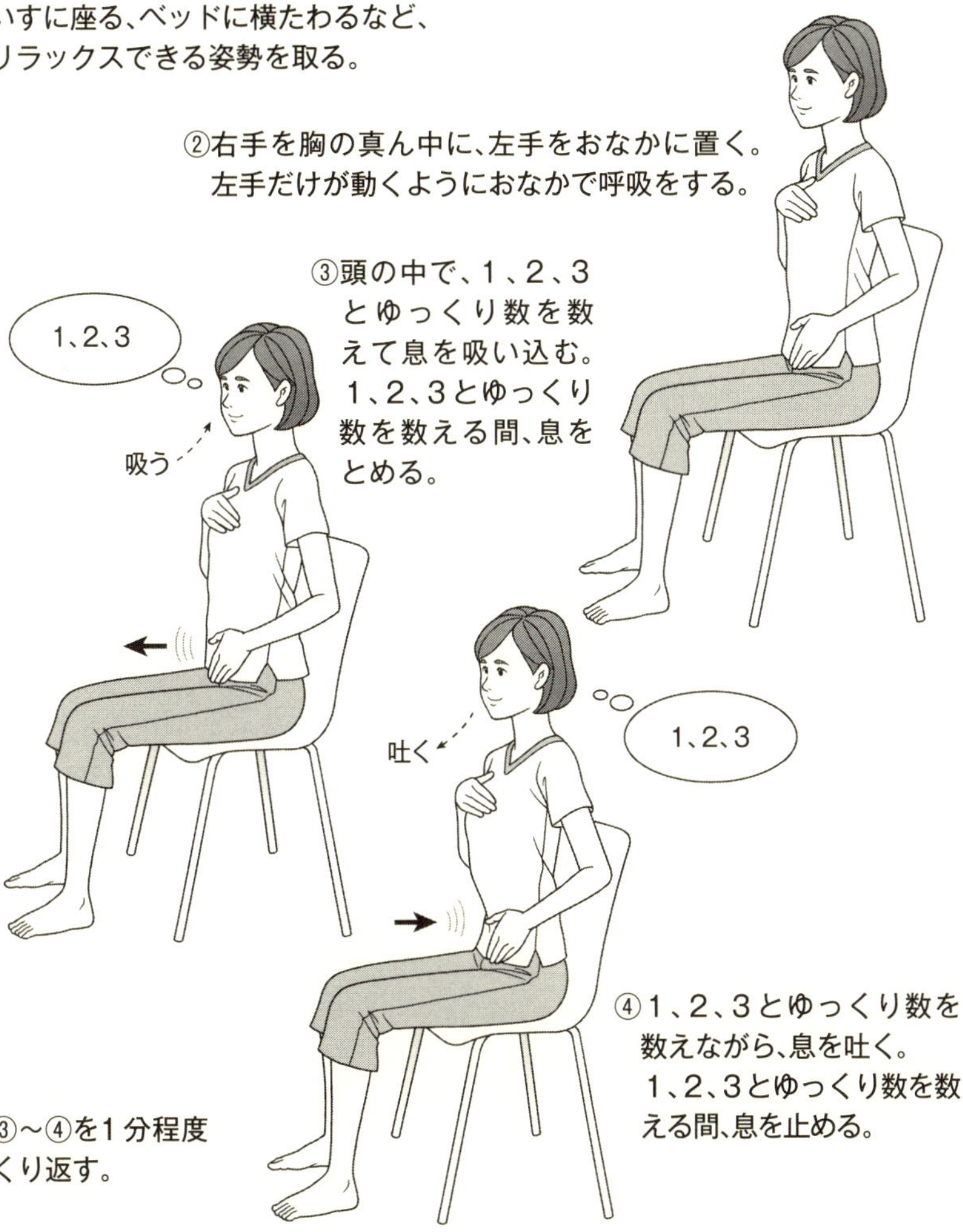

④1、2、3とゆっくり数を数えながら、息を吐く。
1、2、3とゆっくり数を数える間、息を止める。

⑤③～④を1分程度
くり返す。

そこで最後に、リラックスするための簡便な方法として、「腹式呼吸」（やり方は前ページ）を紹介しましょう。

人は不安になると、呼吸が浅くなります。体全体が緊張してしまいます。そんなとき、逆に深く、ゆっくりした呼吸をすることで、精神を落ち着かせます。

耳鳴りのことが心配で、不安な気持ちになったときにやってもいいでしょう。

第6章

補聴器による治療で耳鳴りが治った5つの体験談

1

脳の痛みと胸の苦しさに5年も悩んだ耳鳴りが一瞬にして治った

佐戸川喜美子《さどがわきみこ》さん（74歳・東京都）

私が突発性難聴《とっぱつせいなんちょう》になったのは、２００９年のことです。左耳が聞こえなくなりましたが、右耳がよく聞こえていたため、最初はまったく気づきませんでした。

突発性難聴は、発症してから早期のうちに治療をしないと、治すのが難しくなるそうです。私の場合は、片方の耳がよく聞こえていたために気づくのが遅れ、左耳の難聴は治らないままでした。

左耳の聞こえが悪くなってくると、耳鳴りがするようになりました。24時間、「ワーン、ワーン」という音がします。最初はそれだけでしたが、そのうちに「キーン」という高音の耳鳴りもするようになりました。さらに、頭の真上辺りで、男性同士が話し合っているような「シャワシャワ」という音もするようになったのです。

このような3種の耳鳴りに悩まされるようになると、体にも直接的な影響が出てくるようになりました。

１つが、「脳の痛み」としかいえない症状です。単なる頭痛ではありません。耳鳴りのせいで、脳が痛むのです。

もう1つが、胸の苦しさです。駅の階段などを上っていると、胸が苦しくなります。心臓が苦しいのか、肺が苦しいのか判断できませんが、苦しさのために階段の途中で一度は立ち止まらないと、上れなくなりました。

耳鳴りに加えて、この2つの症状が出てきたのです。

家の近所の耳鼻科に始まり、数多くの病院に通いました。

私の場合、めまいはなかったのですが、メニエール病（めまい、耳鳴りなどが発作的に起こり反復する病気）の疑いがあるとのことでした。そのため、1年かけて、メニエール病の治療を受けたこともあります。しかし、症状は一向によくならず、メニエール病の治療は打ち切りになりました。

その後、大学病院にも通いましたし、耳鳴りの治療で有名な国立病院の医師にもかかったことがあります。補聴器に形がよく似たサウンドジェネレーター（30ページ参照）という新しい機器を使った音響療法も受けました。しかし、どこに行っても、何をやっても、耳鳴りをはじめとする症状は改善しませんでした。

そして、大学病院と国立病院の両方の医師から推薦されたのが、新田清一《しんでんせいいち》先生でした。2つの病院から推薦されたこともあり、新田先生が外来を担当されている済生会《さいせいかい》宇都宮病院《うつのみやびょういん》へ向かいました。それが、２０１４年のはじめのことです。

診察で、私の話を聞いた新田先生は、

「すぐに治りますよ」

と、微笑《ほほえ》んでおっしゃいました。

その言葉に、私は驚きました。これまで5年間も、耳鳴りで苦しんできたのです。どんな治療を受けても、一向に改善しません。それが、すぐに治るというのです。

新田先生の言葉を、私は鵜呑《うの》みにはできませんでした。万が一、治療がうまくいって改善するにしても、それには相当長い時間がかかるだろうと勝手に想像していました。

そんな私の予想は、この日のうちに、しかも数時間後には裏切られることになります。

すぐに私のための補聴器が作られ、試しに付けることになりました。その補聴器を付けた瞬間、24時間響いていた「ワーン、ワーン」という耳鳴りが止み、周囲の音がどっと耳の中に溢《あふ》れました。

それだけではありません。耳鳴りといっしょに起こっていた脳の痛みや、胸の苦しさも消失しました。私がこれまで悩み抜いてきた症状が、文字通り一瞬で消失したのです。

ただただ、驚くばかりでした。

補聴器を外せば、耳鳴りはやはり聞こえます。ただ、その音も、以前のような大きな音ではなく、小さくなっていました。

ただし、難点もありました。補聴器を付けると周囲の音がよく入ってくるだけに、音が響きすぎるのです。ハイヒールの音が、コツコツと脳に直接響きます。テーブルなどが大理石のような素材ですと、食器の音がみな、脳にじかに反響します。

もう少し音を小さくしてほしいと、新田先生に相談しました。

しかし、先生は「この音量のままでいきましょう」といいます。音を小さくすることはできますが、小さくすれば、また状態が逆戻りして、耳鳴りが聞こえるようになる可能性があるというのです。

これは、過度に興奮していた脳を変えるためのトレーニングです。脳が慣れるまでは、このうるさい音を我慢する必要があるということです。

また、元の状態に戻ってしまう可能性があるのならば、私自身、やはり音を小さくすることはできませんでした。

新田先生の治療を3カ月間、週に1回受け、リハビリ期間が終了しました。

終了から約3カ月が経ちますが、今でも音はかなり響き、うるさいと感じるときもあります。先日、診療にうかがった際には、新田先生の了解を受け、補聴器の音量を少し小さくしていただきました。それもあり、最初、補聴器を付けたときよりも音には慣れてきました。

耳鳴りと同時に、脳の痛みや階段を上る際の胸の苦しさもなくなりました。そのため、今ではスポーツも楽しめます。プールには週に2〜3回通い、1km程度の距離を泳いでいます。

スポーツだけはなく、買い物に行ったり、音楽会に行ったり、楽しく充実した毎日を送っています。5年間にわたり24時間苦しめられた耳鳴りがなくなったため、スポーツも音楽も、心から楽しめます。

来月からは、耳鳴りが始まるまで10年ほど習っていたイタリア歌曲に、再びチャレンジしようと考えています。

初診の日、新田先生の診察室に入って行ったときには、耳鳴りがわんわんしていました。ところがその日、診察室を出て来るときには、耳鳴りはなく、脳の痛みや胸の苦しさも消失していました。

自分が受けながらも、本当に不思議で強力な治療法だと思います。

コメント

佐戸川さんのＴＨＩ（耳鳴りの支障度に関する質問表）の点数は、58点でした。この点数からも、耳鳴りが心理面で大きな影響を及ぼし、生活に支障をきたしていたことがうかがえます。

耳鳴りが１日中するようになり、意識が強く向かうようになると、脳の中に苦痛のネットワークができあがります。耳鳴りがさらに悪化するだけでなく、佐戸川さんのように身体症状が出てくることも少なくありません。

脳の中の苦痛のネットワークは、意志とは無関係に体を支配する自律神経《じりつしんけい》と連動しているからです。自律神経の働きに乱れが生じると、いわゆる自律神経失調の症状が起こってきます。佐戸川さんの「脳の痛み」や「胸の苦しさ」も、自律神経失調の症状でしょう。

補聴器によって耳鳴りが聞こえなくなると、脳の中の苦痛のネットワークのつながりが弱くなっていきます。それが、自律神経にもよい影響を及ぼし、身体症状の改善につながったのでしょう。

補聴器による「聞こえの脳のリハビリテーション」で補聴器を付けると、これまで聞こえなかった周囲の音が耳の中に溢れることになります。最初のうちは耳鳴りと同様に、不快に感じるかもしれません。難聴の人は、これまではいわば「静寂の空間」で過ごしていたわけですから、補聴器を付けた最初のうちは、正常な音の空間に不快を感じてしまうのです。

しかし、正常に音を聞き分けられるようになれば、人との会話を楽しめるようになります。家に引きこもることもありません。

だからこそ、補聴器による「聞こえの脳のリハビリテーション」をした人々は、最初の不快感を耐えられるのです。我慢して補聴器を使い続ければ、次第に音に慣れていきます。

耳鳴りに悩んでいる人は、大抵、何かに耐えているような顔つきをしています。しかし、補聴器を付けると、顔に輝きが出てきます。

佐戸川さんも、補聴器を付けた途端、顔に輝きが出ました。私はその顔つきの変化を、人生を主体的に楽しんで生きるサインだと思っています。

まだ佐戸川さんは、補聴器の音に不快感を覚えているかもしれません。多くの人は長期間治療を続けることで、不快感は徐々に減っていきます。長い時間かけてつくられた「難聴の脳」ですから、じっくり時間をかけて治療に取り組んでいくことも大事でしょう。

2

人と会うのが怖く外出もできなくなった耳鳴りが補聴器で治った

鈴木《すずき》英男《ひでお》さん(73歳・栃木県)/鈴木《すずき》トミさん(72歳・栃木県)

私(英男)の耳が遠くなったのは、2009~2010年ごろからです。声の低い人だと話が聞き取れず、聞き返すことも多くなっていきました。

それとともに、耳鳴りも始まりました。「キーン」という高い音や、「ジー」とか、「ザー」とか、セミの鳴くような音とかが常に聞こえるようになったのです。夜、ベッドに入ると、耳鳴りが気になり、なかなか眠れなくなりました。

不便を感じることが多くなってきたので、2012年に近くの病院に行って相談をしました。その病院がたまたま、新田清一先生の在籍する済生会宇都宮病院でした。

耳の検査を行い、その日のうちに補聴器を付けました。すると、私が想像していた以上に補聴器からは大きな音が聞こえ、驚きました。

「音のボリュームを下げてもらえませんか」と頼みましたが、新田先生といっしょに治療に当たっていただいた言語聴覚士の鈴木《すずき》大介《だいすけ》先生は「音量は下げない」といいます。脳を変えることによって耳鳴りを解消するためには、この大きな音量がいいというのです。正直、びっくりしました。

確かに、補聴器を付けた瞬間から、いろんな音が耳に飛び込んできて、耳鳴りどころではありません。補聴器を付けていれば、耳鳴りはまったく聞こえなくなりました。最初はこの音量が不快でしたが、我慢して使い続けると、だんだん慣れてきます。今では、就寝時以外は補聴器を外しません。補聴器がないと、会話などに不便だからです。

これまで、相手の言葉を聞き取れないことが度々あり、その都度、聞き返していました。それが頻繁になると、相手に対してだんだん気づまりになります。会話の間、神経をずっと研ぎ澄ませていないといけません。

補聴器があれば、相手の言葉を聞き返すことなく、スムーズに会話ができます。相手への気遣いもいりません。補聴器を使い始めて、今まで自分が会話のために神経をどれほどすり減らしてきたのかがわかりました。

もっとも、補聴器が万全というわけではありません。宴席など、多くの人の声が反響している場では、今でも聞き取りが難しいことがあります。しかし、それ以外の場では、なんの問題もありません。

現在では、就寝時に補聴器を外しても、耳鳴りはほとんどしません。なんとなく遠くに聞こえるといった程度です。

補聴器による「聞こえの脳のリハビリテーション」に助けられたのは、私だけではありません。

私の家内も、その一人です。家内は、私よりも耳が遠かったのです。

家内の難聴が始まったのは、60代に入ったころです。難聴は徐々に進んだようで、自分で気づいたころにはかなり悪化していました。

外出先で知人から声をかけられても、その声が聞こえず、通りすぎてしまうことも頻繁にあったようです。そんなときには、後日、知人から、「なんであのとき返事をしてくれなかったの?」と苦情をいわれます。

こうした体験をくり返しているうちに、家内は人前に出ることを嫌がるようになりました。

買い物に行ったスーパーで知人から話しかけられても、何をいっているのかわかりませんから、答えることができません。会話が成立しないのです。そのうち、スーパーに買い物に行くことさえも、つらくなってきました。

また、家内にも耳鳴りがありました。最初は、「ピーピー」という高い音や「ジーッ」

という低い耳鳴りだったようです。次に、セミが鳴いているような耳鳴りが1日中するようになり、「うるさくてたまらない」とこぼすようになりました。

新田先生の治療によって私の難聴と耳鳴りが改善したことから、この治療法をさっそく家内も試すことになりました。

すると、私と同様、家内にもすばらしい効果がありました。

最初は、これも私と同様、家内は補聴器の音量に驚いていました。しかし、この音量に次第に慣れていき、不快感はなくなります。

それよりも、補聴器によって他人との会話を楽しめるようになると、そんな不快感は小さなことのように思えるようになっていきます。家内は人前に出ることを嫌がらなくなり、今では、進んで買い物に行くようになりました。

耳鳴りも、補聴器を付けていれば、まったく感じないレベルだといいます。補聴器を外すと少し聞こえるものの、以前に比べたら耳鳴りの音自体もずいぶん小さくなったということです。

このように、私たち夫婦ともども、補聴器による「聞こえの脳のリハビリテーション」に本当に助けられました。

今、私たちが後悔していることといえば、もっと早く済生会宇都宮病院に行けばよかったということです。そうすれば、他人との会話で返答できずに困ったり、また恥をかかずにすんだことでしょう。

コメント

加齢によって、難聴の症状はだれもが進みますが、その進行具合には個人差があります。また、老人性難聴は、一般的に少しずつ進行するため、かなり悪化するまで気づかない人も多いものです。

鈴木さんご夫婦も、気づかないうちに難聴が進行し、気づいたときにはかなり悪化していたというパターンでした。

鈴木さんご夫婦の例のように、補聴器による「聞こえの脳のリハビリテーション」で初めて補聴器を付けた人は、その音量に大抵は驚きます。補聴器を付けた瞬間から、問題は音量のことになり、耳鳴りを忘れてしまうのです。最初の問診で耳鳴りのつらさを切々と訴えていた人でも、この瞬間から自分の耳鳴りを忘れてしまいます。

もし患者さんの訴えを受け入れ、補聴器の音量を下げたとしましょう。それでは、耳鳴りは消えず、聞こえもよくなりません。

患者さんは、「なんだ、補聴器はなんの役にも立たない」と考えるようになります。

残念なことに、現在、日本で補聴器の使い方は間違っていることが少なくなく、このパターンに陥ることが非常に多いのです。

当初は大音量に思えても、補聴器を付けてしばらくすると、脳が変わっていくためにこの音量に慣れてきます。すると、患者さんの関心は、「会議や宴席で聞き取りが悪いのだが、どうしたらよいか」など、問題はポジティブな方向へと向かっていきます。

つまり、補聴器を付けることによって、生活が便利になり、日々の幸福度がぐっと上がると、同じ悩みでも、人は前向きな悩みを始めます。私が改めて話題に出さない限り、耳鳴りのことなど話に出ることはありません。

私は、このような傾向を、治療が順調に進んでいる現れと捉えています。

3 16年間、病院を8カ所も巡っても治らなかった耳鳴りが治った

佐藤《さとう》静子《しずこ》さん（65歳・群馬県）

今から16年ほど前、1998年のことです。ある朝起きると、どこかからラジオの音が聞こえてきました。そうかと思うと、隣の部屋で、だれかが中国語を話していま

す。それらの音が、自分自身の耳鳴りだと気づくまでに、しばらく時間がかかりました。

耳鳴りが始まった当初は、起床時や昼寝から起きたときなどに聞こえるだけでした。それがだんだんひどくなり、1日中、聞こえるようになっていきました。

耳鳴りの症状が進行する間、何軒もの耳鼻科や東洋医学の診療所、マッサージなどに通いました。あらゆるものを試しましたが、一向によくなりません。

新田清一先生が籍を置く済生会宇都宮病院にかかるまでに、数えれば病院だけでも8カ所にかかったのです。その8カ所では、「年を取れば耳鳴りはだれにでも起こるものです」「耳鳴りは治りませんよ」といわれるばかりでした。

ある耳鼻科では、「あなたは、耳鼻科じゃなくて、違う科にかかったほうがいい」と医師からいわれたこともあります。私の耳鳴りは、精神的な問題といいたかったのだと思います。

そのため、群馬から東京の心療内科にも通ったことがあります。残念ながら、私の耳鳴りは心療内科の治療でもまったく改善しませんでした。その心療内科では、薬の効果がないとわかると、「耳鳴りは治りませんからね」と担当医がいいました。

また、ある病院で検査入院をしたときには、看護師長さんに呼ばれてこういわれました。

「耳鳴りはだれにもあるのよ。うちの看護師さんにも耳鳴りがある人もいるけれど、みな、一生懸命仕事をしているのよ」

まるで私が、少しの我慢もできず、わがままをいっているような口ぶりでした。耳鳴りのつらさは他人にはわからないものなのだと、つくづく思いました。

耳鳴りというと、「ジーッ」とか、「キーン」とか、1種類の音が聞こえていると考えている人が多いようです。しかし、私の場合には、先の2つの音以外にも、何種類もの音が同時に鳴っています。激しく車の行き交う大きな道路の真ん中に、1日中、立っていることをイメージしてもらうといいでしょう。

そんな状態ですから、仕事や家事に集中することが難しくなっていきました。

そのうえ、難聴も徐々に悪化していきました。初めに難聴になったのは右耳でしたが、そのうち左耳も聞こえづらくなりました。人の声がひび割れて聞こえるようになり、知り合いに遠くから声をかけられても、まったくわかりません。耳元で大声で話しかけられると、やっと聞こえる状態でした。

電話での会話もできなくなりました。そのため、仕事も続けられなくなったのです。仕事を辞めたのが、2004年ごろのことになります。

一人では外出もできず、家に引きこもるようになりました。急な来客があっても、家族がいないと居留守《いるす》を使っていました。一人では対応できないからです。

そのころには、自分の耳を治すことを、私はほとんどあきらめていました。

２００８年のある日、６カ月になる初孫を抱っこしてあやしていたときです。彼はニコニコと微笑み、私に何か語りかけていました。しかし、私の耳には何も聞こえません。

「この子が大きくなって、おしゃべりができるようになっても、私は会話の一つもできないのか……」

孫の声を聞きたい、孫と話をしたい――その一心で、再度、耳の治療に取り組んでみようと決意したのです。

新田清一先生の存在は新聞で知りました。家族に新田先生に診《み》てもらいたいと相談すると、反対されました。どんな治療をしても改善しないのに、また治療を始めて、私が傷つくことを心配したのでしょう。

私は家族を説得し、主人と電車を乗り継いで宇都宮まで出かけました。

初診時のことは、今も忘れられません。私の話をじっくり聞いた新田先生は、

「佐藤さん、あなたのように苦しんでいる人はたくさんいるんですよ」

といってくれたのです。

私の耳鳴りのつらさを理解してくれる人は、これまで家族以外では会ったことがありません。耳鼻科の医師であろうと、それは同じです。

耳鼻科の医師の中には、私の聞き取りが悪いことを知っているのに、マスクをかけたまま、早口で話す人もいました。当然、何をいっているのか、私にはわかりません。恥ずかしさを忍んで、何度も、何度も、聞き返しました。その診察の最後には、「耳鳴りはたいした病気ではありませんよ」といわれました。

こんな経験をくり返してきたため、新田先生の言葉を聞いただけで、私は感激しました。今でも、そのときのことを思い出すだけで涙ぐんでしまいます。

新田先生は、補聴器を使った治療法について説明されたうえで、「治しましょう。（自宅が遠いようですが）通えますか？」といいました。いうまでもなく、私の答えは決まっていました。

最初に補聴器を付けたときは、驚きました。想像以上に、たくさんの音が耳に飛び込んできたからです。うるさいとは感じません。それよりも、音が聞こえること自体のうれしさのほうがずっと大きかったのです。

そして、補聴器をしていると、耳鳴りはほとんど聞こえませんでした。

それまで私は、一人ではどこへも出かけられなくなっていました。そんな私が、電車に乗って、毎週、群馬から宇都宮へ通うようになったのです。近所の人たちには、ずいぶん驚かれたものです。

補聴器をしていれば、耳鳴りは聞こえません。周囲が静かな環境の場合のみ、補聴器を外すと、耳鳴りは少し聞こえます。しかし、以前のような大音量ではありません。音はずっと小さくなりました。

いずれにせよ、補聴器さえ付けていれば、耳鳴りはまったく気にならなくなりました。他人との会話も不自由なく行えるようになり、外出もできるようになったのです。電話にしても、相手がゆっくり話すのならば、言葉のやり取りは可能です。

この治療法に出合う以前は、私の人生は、家の中に引きこもったまま終わるのだと想像していました。散歩をするときも、日が落ちてから、知り合いに出会わない道を選んで歩いていたほどです。

そして、念願だった孫との会話もできるようになりました。

今は、友達と会うこともできますし、旅行にも出かけられます。２０１４年の夏には、生まれて初めての海外旅行に出かけました。

私の人生は、新田先生と出会えたおかげで、大きく変わったのです。

コメント

佐藤さんの難聴は中等度から高度に近いため、普通に会話をするのが難しく、コミュニケーションを円滑に行うことも困難です。

また、難聴だけではなく、聴覚過敏症《ちょうかくかびんしょう》（音に対して敏感になる障害）もありました。聴覚過敏症が進み、音恐怖症（音を恐れる恐怖症）にもなっていました。耳鳴りの背景に、難聴や聴覚過敏といった深刻な問題が隠されていたのです。

そして、難聴によってコミュニケーションが成立せず、耳鳴りの症状をさらに悪化させていました。難聴によって他者とのコミュニケーションが断たれていたため、周囲から孤立し、うつの傾向が助長されていたようです。

このような状態でも、患者さんは難聴や聴覚過敏などを自覚しないことが少なくありません。悩みは耳鳴りに集中します。そんな状況で、耳鳴りに無理解な医療関係者の言葉に傷つけば、症状はますます悪化します。

佐藤さんの状態は、うつを併発している最重症のグレード4です。この場合、耳鼻咽喉科医だけでなく、心療内科や精神神経科などのうつの治療を行う専門家と協力して治療にあたる必要があります。

佐藤さんの耳鳴りは、難聴がきっかけとなり、脳で鳴っていたものです。難聴によって聞こえにくくなっている音域に音をしっかり入れるようにしない限り、耳鳴りの症状は改善されません。ただ、佐藤さんのように難聴に加えて聴覚過敏があると、補聴器の調整で問題が生じます。聴覚過敏のことを考慮して、通常、補聴器の音量を必要以上に小さく設定してしまうのです。

補聴器の音量が小さくては、当然、よく聞こえるようになりません。そして、耳鳴りも改善しないのです。患者さんの側に立って見れば、補聴器は役に立たないものであり、投げ出されてしまっても仕方ありません。

難聴に加えて聴覚過敏があったとしても、じゅうぶんな音量が聞こえるように補聴器を調整する必要があります。そして、なるべく長時間付けるのです。

補聴器の使い始めは、音の大きさに驚く患者さんもたくさんいます。しかし、他者の話が聞こえてコミュニケーションが成立するようになります。

佐藤さんのお話にもあるように、他者とコミュニケーションできるうれしさは、補聴器の音のうるささに勝ります。また、周囲の音がどっと耳に入ってくるため、耳鳴りの音が目立たなくなり、自然と気にならなくなります。

こうしてすべてがよい方向へと回り始めた結果、佐藤さんは自分の人生を取り戻すことができたのでしょう。

4

精神安定剤や睡眠導入剤を飲んでも治らなかった耳鳴りが治った

小澤真澄《おざわますみ》さん〈仮名〉（67歳・神奈川県）

私の耳鳴りは、2013年3月のある晩に突然、始まりました。セミの大群が「ジー、ジー」と大音量で鳴いているような感じです。「これが耳鳴りなの？」と驚きました。

すぐに総合病院の耳鼻咽喉科《じびいんこうか》を受診し、薬を処方してもらいましたが、効果は感じられません。東京都内の大きな病院にも行ってみましたが、そこでは「加齢によるもので治りません」と医師からいわれ、ショックを受けました。

私の耳鳴りは、耳で鳴っているというよりも、頭の中で音が鳴っているといった印象のものです。頭の中で常に鳴っているため、大きなストレスになって何事にも集中できず、つらい毎日でした。

夜もなかなか寝付けないようになり、睡眠導入剤を飲むようになりました。薬を飲めば眠れますが、それも2時間程度です。1晩で薬を2回、飲んでしまうこともたびたびありました。疲労感ばかり増す毎日です。

耳鳴りが薬で治った人がいると聞き、ある耳鼻咽喉科医院にも行き、精神安定剤とビタミン剤を処方されたこともあります。改善の気配がないものの、2カ月間、処方された薬を飲んでいるうちに、今度は胃の調子まで悪くなってきました。しばらくは食事ものどを通らず、体力の低下を自覚しました。

なんとかしなければいけないと思い、散歩や買い物など、なるべく外出するようにしました。しかし、何をしていても耳鳴りは煩《わずら》わしく、気になります。結局は早々に帰宅して、テレビをつけ、CDをかけ、耳鳴りを紛らわすといった次第です。徐々に家にこもりがちになっていきました。

耳鳴りが始まって3カ月が経ったころ、症状に変化が現れました。耳鳴りの音量が大きい日、小さい日、そしてまったくない日が出て来たのです。

耳鳴りがしない日が2日も続くこともありました。そんなときには、耳鳴りが自然に治ったことを期待します。しかし、翌日には大きな音の耳鳴りがし、それが何日も続くと失望します。耳鳴りに一喜一憂する日々でした。

この耳鳴りは完全に消すことはできない。うまくつき合っていくしかないと、思い知らされたのです。

病院では、「耳鳴りを気にしないように」「楽しいことを考えて」などといわれます。しかし、思うような改善が見られないまま時間だけが過ぎ、焦燥感《しょうそうかん》が募《つの》りました。難聴になるのではないか、薬への依存性が出てくるのではないか、うつになるのではないかと不安にもなったのです。

このころ、試しに東洋医学での健康診断も受けてみました。意志とは無関係に体を調節する自律神経《じりつしんけい》の失調が耳鳴りを発症させると読んだので、検査を受けようと思ったのです。ここでも、「治療の必要はありません。耳鳴りを治す漢方薬はありません」と、以前と同じようなことをいわれました。

耳鳴りの発症から1年余り経ち、当初よりも楽になったとはいえ、耳鳴りに左右される生活に疲れを感じていました。予定を立てて人と約束をすることに躊躇《ちゅうちょ》する、自分でも情けない毎日です。

新田清一先生の治療については、以前、週刊誌を読んで覚えていました。そこで、2014年4月、済生会宇都宮病院に行ってみることにしました。

済生会宇都宮病院では、その日のうちに聴覚機能の検査をし、言語聴覚士の方が補聴器の音量を調整してくれました。この補聴器を付けると、耳鳴りが遠のくことが実感できました。

今、補聴器を使い始めて2カ月半ほどです。日常で何かをしているときには、耳鳴りはまったく気にならなくなりました。

テレビを見ているときなど、ふっと気づくと小さな耳鳴りはあります。日によっては、かなり大きく感じるときもあります。それでも、耳鳴りがだんだん消えていくような気が私はしています。

これまでも、精神安定剤は量を徐々に減らしていたのですが、補聴器を付けてからというもの、精神安定剤を含むいっさいの薬をやめました。

就寝時には補聴器を外しますが、耳鳴りは聞こえるものの、眠れます。

補聴器を付けていれば大丈夫。予定も計画も立てられます。

突然の耳鳴りから1年余りの日々は、私にはつらいものでした。しかし、今ではなんでもできる気がします。以前の生活を取り戻した思いです。

普通に家事をして日常生活ができることに感謝し、毎日を楽しく過ごしています。

新田先生の治療を受けてよかった、と思っています。

コメント

小澤さんは、聴力検査で難聴がほぼないことがわかっていました。低音域や高音域に比べると、中音域に少し聞こえの悪い部分がありましたが、それでも正常の範囲内でした。しかし、その聞こえの悪い一部の音域で、耳鳴りが鳴っていました。

通常、難聴のない方の治療には補聴器を使いません。しかし、小澤さんの場合には、ご本人の了解を得たうえで補聴器を試してもらうことにしました。

その結果、耳鳴りはほとんど気にならなくなりました。

難聴がほとんどない人に補聴器を試すことは、私たちにとっても1つのチャレンジでした。この小澤さんの例によって、耳鳴りの発生と関係しているごくわずかの難聴があるケースにおいて、それが検査上難聴のレベルになくても、補聴器で耳鳴りが改善できることが示されました。

小澤さんは、日によって耳鳴りの音量が大きかったり、小さかったり、なかったりしたということです。このように、耳鳴りの大きさに一定の波がある人は、少なくありません。

耳鳴りのパターンは、人それぞれです。こうしたパターンを生む理由は、まだわかっていません。脳のバイオリズムに由来することが推測されています。

難聴のために耳鳴りが起こっている人は、耳鳴りが消えてからも、補聴器を継続して使うことを勧めます。しかし、小澤さんのように、難聴がほとんどなくて耳鳴りが良くなれば、補聴器を長時間継続的に使う必要はないかもしれません。最終的には、耳鳴りが気になるときにだけ、補聴器を使うという方法でもいいと思います。

5

周囲の音が聞こえず精神的にも追い詰められた耳鳴りが治った

春山武子《はるやまたけこ》さん（79歳・埼玉県）

私が耳鳴りに悩まされるようになったのは、40代で子宮筋腫《しきゅうきんしゅ》（子宮にできる良性の腫瘍《しゅよう》）の手術を受けたことがきっかけです。

手術の後から、セミの鳴き声のような音や、「キーン」という金属音など、いろいろな音が両耳に聞こえるようになりました。特につらいのが、まるでお寺の釣鐘の中に頭を入れたような耳鳴りです。

耳鳴りがする時間は、1日のうちで10～30分程度です。しかし、ベッドに横になってから耳鳴りが始まると、眠れなくなります。そんなときには仕方なく、睡眠薬を飲んで眠っていました。

そして、耳鳴りと連動して、めまいも起こるようになりました。このめまいはメニエール病（めまいと同時に耳鳴りや難聴、耳閉塞感《じへいそくかん》が起こり、それをくり返す病気）

と診断され、1994年にある耳鼻科で手術を受けました。

けれど手術後も、耳鳴りやめまいの症状がよくなることはありませんでした。そのうえ、耳の聞こえも悪くなっていきました。難聴は徐々に進行し、気づくと深刻な状況になっていました。

朝、家族に「おはよう」と近くから声をかけられても、聞こえません。肩を叩《たた》かれて初めて気づき、ビクリと驚くような状況でした。それが、2008年ころのことです。

2013年に入ると、難聴はさらに悪化しました。周囲の音がほとんど聞こえないような状況です。

この間、補聴器をいくつも作りました。しかし、高いお金をかけて作ったものの、補聴器はなんの役にも立ちませんでした。

耳鳴りは、1日中聞こえるようになっていました。難聴と耳鳴りが悪化した結果、私は精神的にかなり追い詰められていたようです。

家の近所にスーパーマーケットがあります。そこの室外機が「ゴーゴー」とうるさく響くため、眠れなくなりました。たとえいったん眠れても、室外機の音で、夜中の1時ごろには目が覚めてしまうのです。

これだけ難聴がひどいのですから、そんな室外機の音が聞こえるはずもありません。今から考えると、それはおそらく耳鳴りの音だったのでしょう。しかし、このときの私には、そういう理屈が飲み込めず、室外機の音だと信じ込んでいました。

息子に事情を話すと、息子は、「隣で寝てみるから、確かめてみよう」といってくれました。その晩の午前1時、いつもの晩と同じように、室外機の音がうるさく聞こえていました。しかし息子は、「室外機の音は聞こえない」というのです。さらに、息子は外出し、スーパーの室外機の音を確認してきてくれました。室外機からは、まったく音が出ていないというのです。

息子に諭《さと》されても、私の頭は怒りでいっぱいでした。スーパーへの怒りはもちろん、それを黙認している市役所にも腹が立ちました。

怒りが治まらない私は、翌日、市役所に怒鳴《どな》り込みました。今でこそ、市役所の担当者には誠に申し訳ないことをしたと思います。しかし、市役所で文句をいったら、憑《つ》き物が落ちたように、気持ちが少し落ち着きました。なお、息子は後日、市役所に謝りに行ってくれたようです。

いずれにせよ、ひどい状況でした。

この騒動が2014年2月のことです。息子は、こんな騒ぎを起こすようになった私の耳鳴りを治すために、インターネットを使って耳鳴りの治療について調べてくれました。いくつかの病院で診察を受けましたが、「うちでは診《み》られない」と断られ続けました。巡りに巡って、最後に紹介されたのが済生会宇都宮病院の新田清一先生でした。

3月初め、私は息子に付き添われ、新田先生にお会いしました。先生は、私たちの話を長い時間をかけて聞いてくれました。こんなにも時間をかけて話を聞いてくれた先生は、この何十年もの間で初めてです。私も、息子も、それだけで感激しました。

その日、新しい補聴器を作りました。新田先生といっしょに治療に当たっていただいた言語聴覚士の鈴《すず》木《き》大介《だいすけ》先生からは、寝るまで補聴器を外さないでくださいと厳命されました。つらくても、使い続けるようにというのです。

新しい補聴器はそんなつらいものなのだろうか——その疑問は、補聴器を付けた瞬間、解けました。ものすごい量の音が耳に飛び込んできたからです。補聴器を付けた瞬間から、私は耳鳴りのことを忘れてしまいました。とにかく、ほかの音がうるさくて、それどころではないのです。

特ににぎやかな場所に行くと、つらくて耐えられません。最初、スーパーに買い物に行ったときなどは、補聴器を外していました。鈴木先生にそれを打ち明けると、うるさいところでも我慢して使い続けましょうといわれました。

就寝時には、補聴器を外します。そして、小さな音で音楽を流しておくようにしています。1カ月ほど経つと、薬に頼らずに眠れるようになりました。何十年間も頼ってきた睡眠薬がいらなくなったのです。

そのころには、補聴器にも慣れて、日常生活での不便はほとんどなくなりました。会話は、早口でない限りは、すべて聞き取ることができます。

テレビのボリュームも小さくなりました。以前は、外にいても、我が家のテレビの大音量が路上に朗々と響いていたようです。最近では、ご近所に迷惑をかけることもなくなりました。

あれほど騒いだ耳鳴りのことは、今ではほとんど忘れています。補聴器を付けていれば、耳鳴りはまったく聞こえません。外したときも、耳鳴りの音は小さくなりました。まったく聞こえないこともあります。

この3カ月のリハビリ期間が終わったところで、新田先生のお話がありました。

「今後は、今の状態が続くかもしれません。あるいは、もっとよく聞こえるようになるかもしれません。ただ、不安を抱いていても、よいことは何もありません。ですから、きっとよくなると希望を持って続けましょう」

耳鳴りがなくなり、今のように普通の会話ができるようになっただけでも、ありがたいことです。新田先生は、私に大きな希望を与えてくださいました。

コメント

春山さんの難聴は高度に分類されるもので、厚生労働省の定めた身体障害者6級に該当します。重度難聴ではないものの、補聴器がないとコミュニケーションは困難です。

春山さんは、高価なものも含め、既に補聴器をいくつか持っていました。しかし、聞き取りはよくならず、耳鳴りも改善していませんでした。補聴器の調整や使用法がうまくなかったといえるでしょう。

本文でも触れましたが、補聴器を使ううえでの重要な原則は2つです。

①補聴器の音量

本来、聞こえるべき音量を目指す。最初は70％程度で始める。いくらうるさく感じても、基本的に音は下げない。

②補聴器の使用時間

補聴器は使い始めから、長時間にわたって使う。就寝時以外は外さないことを目指す。

補聴器販売店などでは、この原則とは異なる方法で行っていることが多いようです。小さな音量、かつ短時間の装用から始めるのです。その結果、「補聴器は役立たない」という口コミが広がることになります。

「たかが耳鳴り」と公言する医療関係者もいますが、耳鳴りに適切な対応がなされなければ、ストレスが蓄積され、春山さんのように精神的に追い詰められていく人も少なくありません。当たり前ですが、適切な対応が必要なのです。

また、重度な耳鳴りや難聴には、家族のサポートが不可欠です。春山さんの場合には、幸いながらご子息の心強いサポートがありました。このサポートがあったからこそ、春山さんの耳鳴りは改善したといっていいでしょう。

春山さんは、30年以上も飲み続けてきた睡眠薬をやめられました。睡眠薬の助けなしに眠れるようになったのです。体への負担も軽くなったということです。こうした点からも、耳鳴りの改善は、高齢者の健康維持にも直結します。

耳鳴りを引き起こすほかの病気リスト

●外耳・中耳の病気

①耳垢栓塞《じこうせんそく》

外耳道《がいじどう》から剝《は》がれた皮膚や汗、外から入ってきたほこりなどを含んだ耳垢《みみあか》が溜《た》まり、外耳道を塞いでしまう病気です。

聞こえが悪くなり、耳が詰まった感じがしたり、耳の中でガサガサ、カタカタ、コトコトと何か物が動くような音が聞こえてきたりすることがあります。放置すると、外耳道に慢性の炎症が起こり、鼓膜《こまく》を圧迫して、耳が痛くなることがあります。

治療としては、耳垢を取り除くことが第一です。炎症があれば、抗生物質で治療を行います。

耳垢がなくなれば、耳鳴りや難聴も治まります。

②中耳炎《ちゅうじえん》

中耳炎は、中耳に炎症が起こる病気です。急性中耳炎、滲出性《しんしゅつせい》中耳炎、慢性中耳炎の３つがあります。

急性中耳炎は、中耳に細菌やウイルスが入り、急性の炎症が起こって膿《うみ》が溜まる病気です。急性の場合は抗生物質の投与によって改善します。しかし、治療をしなかったり、治療がふじゅうぶんであったりすると、重症化、もしくは慢性化して、滲出性中耳炎などの病気につながります。

滲出性中耳炎は、鼓膜の内側の中耳の空間に水（滲出液）が溜まる病気です。急性中耳炎と違って、強い痛みや発熱を伴わないのが特徴で、このために気づくのが遅れてしまうことがあります。

中耳に溜まった滲出液などの液体は、通常、耳とのどを結んでいる耳管《じかん》から流れ出ます。しかし、たとえばカゼを引いて、耳管の内側が腫《は》れて、鼓膜の内側の気圧が低くなると、液体が耳管から流れ出ずに中耳に溜まります。これによって、鼓膜が振動できなくなり、音が聞き取りにくくなったり、耳の詰まった感じや耳鳴りが起こったりします。

滲出性中耳炎では、中耳に溜まった滲出液をなくして聞こえをよくする治療のほかに、耳に悪い影響を及ぼしている鼻やのどの病気の治療も行います。

慢性中耳炎には、慢性化膿性中耳炎と真珠腫性《しんじゅしゅせい》中耳炎の２つのタイプがあります。

慢性化膿性中耳炎は、急性中耳炎が治らずに鼓膜に穴が開いたままになり、耳だれをくり返す病気です。真珠腫性中耳炎は、周囲の骨を壊して進行し、最悪の場合は髄膜炎《ずいまくえん》（脳を覆う保護膜である髄膜《ずいまく》に炎症が生じる急性疾患）を引き起こします。

慢性化膿性中耳炎の治療は、基本的には、急性中耳炎と同じです。真珠腫性中耳炎を完全に治すためには、ほとんどの場合は手術が必要になります。

いずれにしても、中耳炎が慢性化、もしくは重症化すると、治りにくくなります。なるべく早期の段階で治療を始め、完治させておくことが大切です。

③耳管開放症《じかんかいほうしょう》

耳管が開放されたままの状態になり、耳閉塞感《じへいそくかん》（耳が詰まった感じがする症状）や耳鳴りが起こる症状です。

特徴的なのは、自分の声が響く「自声強調」があることです。女性に多く、疲れや睡眠不足の状態が続いたり、無理なダイエットなどで急激に体重が減少したりしたときなどに起こりやすいとされています。

この病気には、なかなか決定的な治療法がありません。生理食塩水の点鼻をしたり、鼓膜にテープを貼って鼓膜の振動を抑えたり、耳管内に薬を注入したり、耳管に人工物を入れるような手術が行われています。

無理なダイエットが原因の場合には、体重を戻すことで症状が改善します。

④耳管狭窄症《じかんきょうさくしょう》

耳管狭窄症は、鼻炎や疲労、老化などが原因で、耳管の内側が腫れて狭くなって中耳の気圧調節がうまくできなくなり、聞きづらさや耳閉感などが生じる病気です。

この病気があると、登山や飛行機などで、急な上昇、下降による気圧の変化が起こったとき、耳が詰まった感じになるなどの症状が出ます。

鼻と耳管粘膜の腫れが原因になっている場合は、抗生物質などで炎症を抑制する治療を行います。


診察を受けて、このような外耳や中耳の病気が見つかったら、きちんと治療を受けてください。治療して、耳鳴りを引き起こしている病気が治癒すれば、耳鳴りを解消できます。

●内耳から脳の病気

①音響外傷と騒音性難聴
大音量の音楽をヘッドホンやコンサート会場で聴いたり、爆発音のような大きな衝撃音を聞いたりすると、その直後から強い耳鳴りがして聞こえが悪くなります。これを音響外傷といい、音源に近い方の耳にだけ、難聴や耳鳴りの症状が出ることがあります。

急性の病気ということもあり、早期に適切な治療を受けると回復することが多いです。治療には、ステロイドホルモンや血流改善薬、ビタミン剤などが使われます。

一方、工場やカラオケ店、ブルドーザーの運転手など、大きな音がする環境下で長年過ごしていて起こる難聴を、騒音性難聴といいます。

騒音性難聴の初期には、難聴ではなく、耳鳴りで気づくことがあります。症状が徐々に進行していくため、難聴はなかなか自覚されにくく、会話で使う音域まで聞こえが悪くなってきて初めて気づくことが多いのが特徴です。

難聴を自覚したときには、病気は既にかなり進行しています。現時点で、有効な治療手段はありませんが、血流を改善する薬やビタミン剤が用いられる場合があります。

②突発性難聴

ある日突然、片側の耳が聞こえなくなる病気です。「ある朝目覚めたら、片方の耳が聞こえなくなっていた」「仕事をしていたら、『キーン』と耳鳴りがして、同時に耳が聞こえなくなった」といったパターンで発症します。耳鳴りやめまいを併発することもあります。

原因は、ウイルス説や血流障害説などいろいろいわれていますが、はっきりわかっていません。

突発性難聴の場合、一刻も早く治療を受けることが重要です。

安静を保ち、発症後１週間以内に治療を開始すると、聴力の回復する可能性が高いといわれています。治療開始が遅れるほど治りにくくなり、発症後３カ月を過ぎてしまうと、難聴の改善は困難になるとされています

治療には、ステロイドホルモン、ビタミン剤、脳の血流循環を改善させる薬などが使われます。

③メニエール病

めまいと同時に耳鳴りや難聴、耳閉塞感が起こり、それをくり返す病気です。吐き気、嘔吐《おうと》、頭痛などを伴うこともあります。

内耳《ないじ》の蝸牛《かぎゅう》の中には空間があり、外リンパ液と内リンパ液で満たされています。なんらかの原因で内耳の内リンパ液が増えすぎると、蝸牛が水ぶくれのようになります。この状態を「内リンパ水腫《すいしゅ》」といいます。メニエール病は、内リンパ水腫が原因で起こるというのが定説です。

初期のうちは、耳鳴りは低音性のものが多く、このときには難聴も低音部で起こっています。めまいの発作をくり返しているうちに難聴が進行し、全音域で聞こえが悪くなると、耳鳴りの種類も変わってきます。

治療は、規則正しい生活と薬物療法になります。利尿剤やステロイドホルモン、抗不安薬などが使われることがあります。ウオーキングや水泳など、有酸素運動が効果的なこともあります。

④外《がい》リンパ瘻《ろう》

中耳と内耳を隔てている「前庭窓《ぜんていそう》」、あるいは、「蝸《か》牛《ぎゆう》窓《そう》」、またはこの両方が破れ、内耳にある外リンパ液が中耳に漏《も》れ出してしまう病気です。

きっかけとなるのは、重い物を持ち上げる、鼻を強くかむ、トイレでいきむ、逆立ちする、管楽器を吹くといった動作です。これらの動作を行ったときに、強い外力が蝸牛窓にかかり、「パチン」「ポン」という破裂音が聞こえることがあります。

一般に、目がグルグル回るような回転性のめまいが起こるのと同時に、難聴や耳鳴りが起こります。突発性難聴やメニエール病と症状が似ているため、誤診されやすい病気です。

治療法は、入院して安静にし、自然に穴が塞がるのを待つ保存的治療と、手術によって穴を塞ぐ手術治療があります。ポンという破裂音を聞いたら、ただちに耳鼻咽喉科を受診してください。

⑤急《きゆう》性《せい》低音《ていおん》障《しよう》害型《がいがた》感音《かんおん》難《なん》聴《ちよう》

突然、低音部だけ聴力が落ち、耳の詰まった感じがあり、周囲の音や自分の声が響くようになります。同時に、低い周波数の「ブーン」とか、「ゴーッ」という耳鳴りがするようになります。

若い女性に多く発症するといわれていますが、男性や高齢者にも起こります。ストレスや過労が原因ともいわれています。

治療は、規則正しい生活とステロイドホルモン、利尿作用のある薬剤などが使われます。

⑥薬物性難聴

ストレプトマイシンなどの抗生物質や、ループ利尿剤（尿を多く出す薬物）、シスプラチンなどの抗ガン剤などによって、難聴や耳鳴りが起こることがあります。

このうち、利尿剤や抗ガン剤などは、難聴が比較的軽度のうちに服用を中止すれば、症状を改善することが可能です。

●聴神経から脳の病気、全身の病気

①聴神経腫瘍《ちょうしんけいしゅよう》

聴神経とは、音の電気信号を脳に送る蝸牛神経と、平衡《へいこう》感覚についての情報を脳に送る前庭神経を合わせたものをいいます（第８脳神経とも呼びます）。これらの神経に発生する良性腫瘍を聴神経腫瘍といいます。

初期には、腫瘍が内耳道に小さく固まっていますから、腫瘍がある片側の耳だけに難聴や耳鳴りが現れます。フラフラするめまいが、難聴や耳鳴りよりも先に生じることもあります。

腫瘍が小さい場合は、MRI（核磁気共鳴画像法）で経過を観察します。腫瘍が大きくなってきたら、外科手術や放射線治療を行う必要があります。

②全身疾患による耳鳴り

高血圧、低血圧、不整脈（脈が不規則な状態）、糖尿病、脂質異常症、動脈硬化、腎臓の病気などがあると、耳鳴りが起こることがあります。脳幹《のうかん》（生命維持に重要な脳の中枢神経系が集まる部位）の動脈が詰まって血液が流れにくくなると血流の循環障害が起こり、突発的な難聴、耳鳴り、めまいが生じることがあります。

ただし、一般的には、これらの慢性疾患と耳鳴りの因果関係を証明することは難しいといっていいでしょう。

生活習慣病などの慢性疾患を持つ人は、まずその病気の治療を優先すべきであることはいうまでもありません。

耳鳴りの専門的外来を実施している医療機関リスト

●東北地区

秋田大学医学部附属病院* 耳鼻咽喉科	〒010-8543 秋田県秋田市広面字蓮沼44-2 ☎018-834-1111
かねた内科耳鼻科医院 耳鼻咽喉科	〒031-0045 青森県八戸市本鍛冶町1-5 ☎017-843-7770
福島耳鼻咽喉科	〒036-8035 青森県弘前市百石町41 ☎017-232-5032
ばばクリニック 耳鼻咽喉科	〒969-1404 福島県二本松市油井字福岡441-2 ☎024-324-7122
東北大学病院* 耳鼻咽喉科	〒980-8574 宮城県仙台市青葉区星陵町1-1 ☎022-717-7000
仙塩利府病院 耳鼻咽喉科	〒981-0133 宮城県宮城郡利府町青葉台2-2-108 ☎022-355-4111

●関東地区

慶應義塾大学病院* 耳鼻咽喉科	〒160-0016 東京都新宿区信濃町35 ☎03-3353-1211
耳鼻咽喉科いのうえクリニック	〒168-0074 東京都杉並区上高井戸1-4-8 Toya BILD.3 4階 ☎03-3329-8733
日野市立病院 耳鼻咽喉科	〒191-0062 東京都日野市多摩平4-3-1 ☎042-581-2677
川崎市立井田病院 耳鼻咽喉科	〒211-0035 神奈川県川崎市中原区井田2-27-1 ☎044-766-2188

新百合ヶ丘総合病院 耳鼻咽喉科	〒215-0026 神奈川県川崎市麻生区古沢都古255 ☎044-322-9991
堀越医院 耳鼻咽喉科	〒233-0007 神奈川県横浜市港南区大久保2-16-37 ☎045-842-4903
耳鼻咽喉科はしもとクリニック	〒251-0055 神奈川県藤沢市南藤沢20-20 4階 ☎0466-22-3887
新東京クリニック 耳鼻咽喉科	〒271-0077 千葉県松戸市根本473-1 ☎047-366-7000
鈴木耳鼻咽喉科	〒308-0840 茨城県筑西市二木成1929 ☎029-625-4332
済生会宇都宮病院 耳鼻咽喉科	〒321-0974 栃木県宇都宮市竹林町911-1 ☎028-626-5500
鶴ヶ島耳鼻咽喉科診療所	〒350-2203 埼玉県鶴ヶ島市上広谷8-15 ☎049-286-3387

●甲信越地区

長野松代総合病院 耳鼻咽喉科	〒381-1231 長野県長野市松代町松代183 ☎026-278-2031
信州上田医療センター 耳鼻咽喉科	〒386-8610 長野県上田市緑が丘1-27-21 ☎026-822-1890
なかざわ耳鼻咽喉科クリニック	〒400-0035 山梨県甲府市飯田2-3-9 ☎055-233-8744
新潟大学医歯学総合病院* 耳鼻咽喉科	〒951-8520 新潟県新潟市中央区旭町通一番町754 ☎025-223-6161

●東海地区

名古屋第一赤十字病院 耳鼻咽喉科	〒453-8511 愛知県名古屋市中村区道下町3-35 ☎052-481-5111
関谷耳鼻咽喉科	〒460-0004 愛知県名古屋市中区新栄町1-3 日丸名古屋ビル9階 ☎052-951-7799
名古屋市立大学病院* 耳鼻咽喉科	〒467-0001 愛知県名古屋市瑞穂区瑞穂町川澄1 ☎052-851-5511
国立長寿医療研究センター 耳鼻咽喉科	〒474-8511 愛知県大府市森岡町源吾35 ☎056-246-2311

●近畿地区

荻野耳鼻咽喉科	〒530-0001 大阪府大阪市北区梅田2-4-36 上島ビル 5F ☎06-6341-9000
大阪市立大学医学部附属病院* 耳鼻咽喉科	〒545-8586 大阪府大阪市阿倍野区旭町1-5-7 ☎06-6645-2121
東豊中渡辺病院 耳鼻咽喉科	〒560-0003 大阪府豊中市東豊中町5-35-3 ☎06-6849-2121
原田耳鼻咽喉科	〒593-8327 大阪府堺市西区鳳中町3-62-30 ☎072-266-0157
耳鼻咽喉科 大山医院	〒612-0029 京都府京都市伏見区深草西浦町6-53-1 O'sビル1階 ☎075-645-0330
執行耳鼻咽喉科クリニック	〒651-2242 兵庫県神戸市西区井吹台東町1-1-1 西神南センタービル 3F ☎078-992-8719
まつもと耳鼻咽喉科	〒659-0086 兵庫県芦屋市三条南町13-16 2階 ☎079-778-8749

星野耳鼻咽喉科	〒662-0973 兵庫県西宮市田中町3-1　エイヴィスプラザ2F　☎079-835-5965
野中耳鼻咽喉科	〒670-0073 兵庫県姫路市御立中5-6-24 ☎079-293-4187

●中国地区

新倉敷耳鼻咽喉科クリニック	〒710-0253 岡山県倉敷市新倉敷駅前3-120-1 ☎086-525-1133
滝口耳鼻咽喉科クリニック	〒730-0036 広島県広島市中区袋町4-3 ☎082-247-2062
耳鼻咽喉科 ののはなクリニック	〒753-0221 山口県山口市大内矢田北6-19-17 ☎083-941-1133

●四国地区

アズマ耳鼻咽喉科	〒780-0901 高知県高知市上町2-2-16 ☎088-825-0707

●九州地区

福岡大学病院* 耳鼻咽喉科	〒814-0180 福岡県福岡市城南区七隈7-45-1 ☎092-801-1011
神田E・N・T医院	〒852-8023 長崎県長崎市若草町4-25 ☎095-841-7038

●受診にあたっての注意事項
専門外来は予約制です。
大学病院（*印）は、原則「紹介状」が必要です。
紹介状がない場合には、予約・お問い合わせに応じられない病院もあります。
上記リストは、2014年10月29日現在のものです。

おわりに

私が非常勤で診療を行っていた慶應義塾大学病院で、「サウンドジェネレーター」を使った音響療法を開始したのが２００２の年ことでした。

本文でも触れましたが、サウンドジェネレーターとは、補聴器の形をした音響器具です。ラジオの「ザー」というノイズのような音などを耳元で流す機械と考えてもらえばいいでしょう。耳元で常時、小さな音を流すことで、耳鳴りの音から注意を逸《そ》らすことを目的としています。

このサウンドジェネレーターを使用した治療法は、耳鳴りの新しい治療アプローチとして、多くの医療機関に導入されました。

私たちは、サウンドジェネレーターを試しつつも、２００６年から補聴器を使った「聞こえの脳のリハビリテーション」も開始しました。新しい考え方に基づいた、耳ではなく、脳に着目した治療法です。補聴器自体は従来からあるものを使用しますが、使用の原則は従来とは異なります。

「聞こえの脳のリハビリテーション」を開始すると、サウンドジェネレーターを使った治療法よりも、格段に改善率のいいことがわかりました。耳鳴りが軽症の人はもちろん、重症の人でもどんどんよくなっていくのです。

サウンドジェネレーターを使った治療法は、あくまで「耳鳴りの音から注意を逸らすこと」が目的です。そのため、耳鳴りによる苦痛は軽減されますが、耳鳴りの大きさは変わらない例がほとんどでした。しかし、補聴器による「聞こえの脳のリハビリテーション」では、耳鳴りによる苦痛だけでなく、耳鳴りの大きさも改善するのです。画期的な治療法といっていいでしょう。

この治療法の噂《うわさ》を聞きつけ、現在では遠方から何時間もかけて耳鳴りの患者さんが済生会《さいせいかい》宇都宮《うつのみや》病院《びょういん》にやって来ます。

そのような患者さんの多くは、大学病院や専門病院を巡ってもよくならないばかりか、これまで医師に「話さえ、よく聞いてもらえなかった」という人たちばかりです。私が初診で話をじっくり聞いただけで、感激したり、涙ながらにお礼をいったりする人もいるほどです。

このように、日々の診療から、耳鳴りに悩む患者さんの心労を痛感します。それとともに、医師をはじめとする医療関係者が、耳鳴りについての最新情報を知らず、治療をあきらめていることが、患者さんの言葉からわかってきます。患者さんにとっても、医療関係者にとっても、これは悲劇といっていいでしょう。

現時点のデータでは、この治療法で耳鳴り患者さんの約9割がよくなります。ここまでの改善率は、当初の予想以上のものです。臨床医として、また研究者として、私自身にとってもたいへん貴重な経験になりました。「耳鳴りは一生治らない」と思い込んでいた患者さんたちを手助けし、よくなっていくプロセスに立ち会うことができることは、まさに医師冥利《みょうり》に尽《つ》きるといっていいでしょう。

ただし、この治療法にも、問題点はあります。最大のものは、現在、日本全国で「聞こえの脳のリハビリテーション」を受けられる医療機関が、それほど多くないということです。

この問題の解決に向け、医療関係者や一般の人々への啓発《けいはつ》活動を、これまで以上に精力的に行っていきたいと考えています。そうすれば、耳鳴りにまつわる悲劇は徐々に解消に向かうはずです。

耳鳴りの治療で、何より重要なのは病気についての知識です。病気の原因を知り、検査によって重大な病気でないとわかったのならば、耳鳴りは恐れるものではありません。本書の知識があれば、耳鳴りが気になっていた人の半分は、治療や薬の必要もなく、耳鳴りの症状はよくなることでしょう。

補聴器を使った「聞こえの脳のリハビリテーション」は、私一人だけでは行えません。補聴器の適切な調整を行う言語聴覚士と診療スタッフの助けが必須《ひっす》です。

この治療を始めた当初からその役目を担い、この方法をいっしょに作り上げ、今も常に私をサポートしてくれている言語聴覚士の鈴木大介先生に、心よりの感謝を申し上げます。普段から患者さんの診療や心のケアでサポートしてくれる診療スタッフの坂本耕二先生、岡崎宏先生、太田真未先生、本間明子さん、藤田優子さん、菊地美香さん、安達由美子さん、前野香織さん、斎藤菜津美さんに、感謝いたします。

また、お忙しい中、本書の監修を快く引き受けてくださった慶應義塾大学医学部耳鼻咽喉《いんこう》科学《かがく》教室教授の小川郁《おがわかおる》先生に深謝いたします。

そして、困難に出会ったときにいつも支えてくれる妻、千佳に感謝します。

最後に、耳鳴りに悩みながらも、この本を最後まで読み通してくださった読者のみなさんに感謝いたします。

本書が、耳鳴りに悩むあなたの一助となれば幸甚《こうじん》です。

著者記す

監修の言葉

1980年代から90年代にかけて、耳鳴りが発生するメカニズムの理論が大きく変わりました。簡単にいえば、「末梢《まっしょう》発生説」から、「中枢《ちゅうすう》発生説」へと移行したのです。

本文でも説明があったように、外耳《がいじ》、中耳《ちゅうじ》と伝えられてきた音は、内耳《ないじ》の蝸牛《かぎゅう》という器官で電気信号に変換され、聞こえの神経を介して脳に送られます。

加齢などの要因により、蝸牛の機能は低下します。それが、耳鳴りが起こる直接的な原因となっています。耳鳴りの末梢発生説とは、蝸牛の機能の低下を耳鳴りが起こる主たる原因とするものです。

これに対して、耳鳴りの中枢発生説とは、蝸牛の機能が低下して脳に送られる電気信号が減少したとき、それに対応しようとする中枢（脳）の過度の興奮に主たる原因を求めるものです。耳鳴りは、耳ではなく、脳で鳴っているという説といってもいいでしょう。

近年になって脳の研究が進展するにつれ、中枢発生説が有力になってきました。耳鳴りが脳で鳴っているというエビデンス（医学的根拠）が、その後、たくさん出てきたのです。

たとえば、私の研究室から出た次のような実験データです。耳から脳につながる聴《ちょう》覚神経《かくしんけい》を切ってしまえば、理論上、外部の音はまったく認識できなくなります。しかし、耳鳴りで悩む人の聴覚神経を切っても、耳鳴りがやまないという人が出てきました。これこそ、耳鳴りが脳で鳴っている証拠といえます。

また、MRI（核磁気共鳴画像法）を使って無害に脳の活動を調べる機械であるfMRI（磁気共鳴機能画像法）の登場によって、脳の研究は大きく進展しました。fMRIを使って、脳の活動から耳鳴りを解明する研究も行われています。このような研究でも、耳鳴りが脳で鳴っているデータが出てきています。

こうしたデータが積み重なることによって、耳鳴りの中枢発生説が有力となりました。その結果、2000年代以降、耳鳴りの治療にも大きな変革が起こりました。

その筆頭が、本書で紹介したサウンドジェネレーターでの治療であり、補聴器を使った「聞こえの脳のリハビリテーション」です。

私の属する慶應義塾大学病院耳鼻咽喉科《じびいんこうか》でも、これらの治療法が導入され、大きな実績を上げるようになりました。以前は「一生治らない」といわれた耳鳴りが、治ったといっていいほど症状が軽減した人たちが出てきたのです。

本書の著者である新田清一《しんでんせいいち》先生は、臨床医として、また研究者として、この新しい治療法を実践し、成果を上げてきました。日本の耳鳴り治療を牽引《けんいん》する一人なのです。

治療に当たる医師をはじめとする医療関係者にとっても、耳鳴りは扱いの難しい病気です。

たとえば、検査では同程度の音量の耳鳴りと分類されても、まったく平気な人もいれば、耳鳴りの音が気になって不眠になってしまう人もいます。「自分も高齢になり、多少、耳鳴りくらいするだろう」と考えて耳鳴りに注意を向けない人もいれば、「こんな大きな耳鳴りがするのでは寝付けない」と不眠症になり、病院を次々と巡る人もいます。

一般的に、耳鳴りがしても8割の人はそれほど気にしないといわれています。残り2割が、「大きな病気の徴候ではないか」「耳鳴りが気になって眠れない」と、病院に向かうのです。

この2割の人たちの多くは、耳鳴りという病気に囚《とら》われてしまった状態といっていいでしょう。本文中に、「完璧主義の人は耳鳴りが治りにくい」という指摘がされていますが、確かに完璧主義の人はそうした傾向があります。完璧主義の人は、小さな問題にも心が囚われやすいからです。

そのため、耳鳴りの治療では、病気の正体をよく知ることが不可欠です。耳鳴りがいかなる病気かを知れば、耳鳴りに対する不安が解消し、病気に囚われている心が解放されます。それが、耳鳴りを治療するスタートラインです。その意味でも、本書は耳鳴りに悩む患者さんに大いに役立つことでしょう。

新田先生も書いているように、耳鳴りは、「原因不明」でも、「一生治らない病気」でも、「年だからしょうがない」症状でもありません。原因は特定され、いくつになってもよくなる病気なのです。

本書によって、耳鳴りの新しい情報がたくさんの人たちに届き、耳鳴りがよくなる人が増えることを期待して、私は筆を擱《お》きたいと思います。

慶應義塾大学医学部耳鼻咽喉科学教室教授　小川《おがわ》　郁《かおる》

参考文献

『聴覚異常感の病態とその中枢性制御』小川 郁／ SPIO出版
『脳を変えて、耳鳴りを治療する。』監修 小川 郁、新田清一／ワイデックス株式会社
『つらい耳鳴りを治したいあなたへ。』監修 小川 郁、新田清一／マキチエ株式会社
『最新 めまい・耳鳴り・難聴』監修 小川 郁／主婦の友社
『耳鳴りを治す―コントロールしながらうまくつきあう』神崎 仁／慶應義塾大学出版会
『スーパー図解 めまい・耳鳴り―確実に解消する知識と方法』監修 神尾友信／法研
『よくわかる補聴器選び 2014年版』監修・著 関谷芳正／八重洲出版
『耳鳴り・難聴を治す本』監修 石井正則／マキノ出版
新田清一, 小川 郁, 井上泰宏, 他：耳鳴の心理的苦痛度・生活障害度の評価法に関する検討 Audiology Japan, 45(6): 685-691, 2002.
新田清一, 小川 郁, 田副真美. 耳鳴患者の心理状態・生活状況に関する検討 Audiology Japan 48(6): 617-22, 2005

［著者］
新田清一（しんでん・せいいち）
済生会宇都宮病院耳鼻咽喉科 診療科長。
1969年、東京都生まれ。94年、慶應義塾大学医学部卒業後、同大学医学部耳鼻咽喉科学教室入局。同教室助手、横浜市立市民病院耳鼻咽喉科副医長などを経て、2004年より現職。2010年、ヨーロッパ（ベルギーのセント・アウグスティヌス・ホスピタルなど）にて臨床留学。慶應義塾大学医学部耳鼻咽喉科学教室客員講師、日本耳鼻咽喉科学会栃木県補聴器キーパーソンなどを兼務。専門は、聴覚医学（耳鳴り、補聴器、小児難聴など）、耳科学（中耳手術、人工内耳診療など）。

［監修者］
小川 郁（おがわ・かおる）
慶應義塾大学医学部耳鼻咽喉科学教室 教授・診療部長。
1955年、宮城県生まれ。81年、慶應義塾大学医学部卒業。83年、同大学医学部耳鼻咽喉科学教室助手。91年、米国ミシガン大学クレスギ聴覚研究所研究員。95年、慶應義塾大学医学部耳鼻咽喉科学教室専任講師。2002年より現職。日本耳鼻咽喉科学会専門医・副理事長、日本気管食道科学会専門医・副理事長、日本聴覚医学会理事、日本耳科学会理事、日本頭蓋底外科学会理事、国際聴覚医学会理事、アジアオセアニア頭蓋底外科学会理事などを兼務。専門は、聴覚医学、耳科学、頭蓋底外科。

■ビタミン文庫
耳鳴りの9割は治る

2014年10月20日　初版発行
2015年 4 月 4 日　第6刷発行

著　者　新田清一
監修者　小川　郁
発行者　室橋一彦
発行所　株式会社マキノ出版
http://makino-g.jp/
東京都文京区湯島2-31-8
〒113-8560
電話　編集部　03-3818-3980
　　　販売部　03-3815-2981
振替00180-2-66439

印刷･製本所　株式会社フォーネット社

ISBN 978-4-8376-1269-8